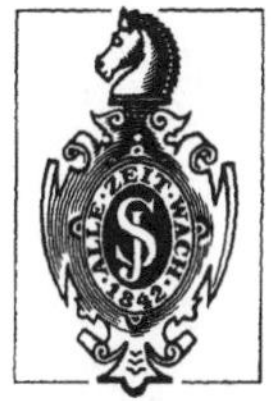

Hans-Georg Knoch

Knochenbruchheilung mit Ultraschall

Mit 48 Abbildungen

Springer-Verlag Berlin Heidelberg GmbH

Prof. Dr. Dr. Hans-Georg Knoch
Zentrale Hochschulpoliklinik
Medizinische Akademie
„Carl-Gustav-Carus"
Fetscherstraße 74
DDR-8019 Dresden

ISBN 978-3-540-52302-4

CIP-Titelaufnahme der Deutschen Bibliothek
Knoch, Hans-Georg:
Knochenbruchheilung mit Ultraschall / H.-G. Knoch.

ISBN 978-3-540-52302-4   ISBN 978-3-662-08126-6 (eBook)
DOI 10.1007/978-3-662-08126-6

Vorwort

Jeder Knochenbruch bedeutet für den Betroffenen eine unterschiedlich lange Zeit der Immobilisation, ohne ein eigentliches Krankheitsgefühl zu entwickeln. So fehlt es nicht an Versuchen, die Knochenbruchheilung zeitlich zu verkürzen. Mit dieser Problematik befassen wir uns seit 25 Jahren und fanden den kallusanregenden Faktor im piezoelektrischen Effekt des Ultraschalls. Der gleiche Effekt kann auch durch Elektroenergie ausgelöst werden. Es zeugt vom Weitblick des Springer-Verlages, diese klinischen – durch zahlreiche Experimente untermauerten – Erfahrungen in Buchform zusammenzufassen. Aus der Fachliteratur ist bekannt, daß neuerdings in Übersee ähnliche Erfahrungen mit Ultraschall gemacht werden. Durch die Internationalität des Verlages ist die Publikation unserer Erfahrungen gewährleistet und es kann bewiesen werden, daß wir in Europa eigentlich schon lange mit Ultraschall therapieren, aber durch die politische Situation nicht in der Lage waren, international zu publizieren.

Mein Dank gilt meinem Mitarbeiter Dozent Dr. med. W. Klug für die experimentellen Arbeiten, Frau Chr. Uhlmann für das Schreiben, vor allem aber der Lektorin des Verlages, Frau Dr. U. Heilmann, für die Kontaktaufnahme in einer Zeit, wo eine noch unüberwindliche Grenze unser Land teilte. Für die stete Hilfe, schnelle Abwicklung der Arbeit und kollegiale Zusammenarbeit soll Frau Dr. Heilmann besonders gedankt werden.

H.-G. KNOCH

Inhaltsverzeichnis

1 Einleitung

Der traumatische Knochenbruch ist als Wunde des Knochengewebes aufzufassen. Unterschiedlich lang ist das Heilen einer Wunde: schnell bei Weichteilen, langsam beim Knochengewebe. Es hat in den letzten 100 Jahren nicht an Versuchen gefehlt, das Abheilen einer Fraktur zeitlich zu verkürzen. Die Frakturheilung – im Gegensatz zur Heilung von Weichteilwunden – bedeutet Immobilität von ganzen Körperabschnitten, lange Inaktivität und damit verbunden lange Aufhebung und/oder Einschränkung von Lebensgewohnheiten, von der Arbeitsfähigkeit bis hin zur Freizeitgestaltung.

Nach einer eingehenden Analyse aller frakturheilungsbeschleunigenden Versuche fanden wir bereits 1965, daß der piezoelektrische Effekt des Ultraschalls im Knochengewebe eine Stimulation im Sinne einer rascheren Kallusbildung hervorruft. In späteren Jahren wurden die gleichen Effekte mit Hilfe der Elektroenergie gefunden. Wichtig dabei ist, daß der Wirkungsmechanismus in Form des piezoelektrischen Effektes sowohl durch Ultraschallenergie als auch durch Elektroenergie erreicht wird. Man kann also mit Recht sagen, daß nach dem heutigen Wissensstand die Kallusbildung weder medikamentös, mechanisch, hormonell, biologisch oder alimentär erzielt werden kann, sondern nur physikalisch. Um dies zu verdeutlichen, muß bewiesen werden, daß neu entstandenes Knochengewebe im Verlaufe der Frakturheilung einem gesunden Knochengewebe ebenbürtig ist, und zwar klinisch, röntgenologisch, histochemisch, histologisch, angiographisch und auch bezüglich der mineralischen Zusammensetzung und der Stoffwechselparameter. Dieses neu entstandene Knochengewebe muß dabei während der Frakturheilung zeitlich wesentlich eher entstehen als bei konventioneller Frakturbehandlung. Für diesen zeitlichen Unterschied gibt es klinische Erfahrungen.

Auch für den kallusanregenden piezoelektrischen Effekt muß der Beweis erbracht werden, bei gleichzeitigem Nachweis, daß er sowohl durch die Ultraschallenergie als auch durch Elektroenergie entsteht.

Der phasenhafte Ablauf einer Frakturheilung ist bekannt und soll hier nicht erörtert werden. Unabhängig vom technischen Fortschritt muß jede Fraktur reponiert und ruhig gestellt werden. Die absolute Ruhigstellung der Fraktur besitzt dabei fundamentale Bedeutung. Ob ein Knochenbruch operativ oder konservativ behandelt wird, ist für die physikalische Kallusanregung bedeutungslos.

Wodurch zeichnet sich normales Knochengewebe aus? Was erwartet man von einem gesunden Knochen als Organ? Eine Fraktur zerstört das Knochengewebe, der Knochen als Organ verliert seine Funktion. Abhängig vom Alter und Geschlecht können Knochenstruktur, Mineralisation und Festigkeit unterschiedlich sein. Die jeweilige Struktur, Mineralisation und Festigkeit nach einer Fraktur schnell und sicher zu erreichen ist das Hauptziel der Knochenbruchbehandlung. Der Vergleich eines gesunden Knochens mit einem Knochen bei Zustand nach Fraktur erlaubt unter Beachtung klinischer, röntgenologischer, physikalischer und biochemischer Parameter die Feststellung, daß ein Knochenbruch in einer gewissen Zeiteinheit folgenlos abgeheilt ist und der Knochen dadurch wieder normales Knochengewebe aufweist sowie seine volle Funktion als Organ übernehmen kann. Dieser Beweis kann nur im Vergleich zu Kontrollserien erbracht werden. Nach langjährigem Studium der einschlägigen Literatur, ausgedehnten Tierexperimenten sowie über 20jähriger klinischer Stimulationstherapie bei Knochenbrüchen, die sowohl konservativ als auch operativ versorgt wurden, können hier folgende Thesen aufgestellt werden:

1. Eine stimulierende Wirkung und damit Verkürzung der Therapie kann z.Z. nur durch den piezoelektrischen Effekt am Knochengewebe erzielt werden. Dieser Effekt kann durch Ultraschall- oder Elektroenergie ausgelöst werden.
2. Die Behandlung einer Fraktur mit Hilfe von Ultraschall kann den Ablauf um 30–50% verkürzen.
3. Eine Sudeck-Erkrankung tritt bei der Frakturbehandlung durch Ultraschall nicht auf.
4. Die Rehabilitation post fracturam ist durch die verkürzte Immobilisation einfacher, die Arbeitsfähigkeit tritt eher ein.
5. Die Ultraschallbehandlung ist gefahrlos, komplikationslos, einfach und überall einsetzbar.

2 Technik der klinischen Anwendung

Ausgehend von tierexperimentellen Untersuchungen, bekannten Phasen der Knochenbruchheilung und den Eigenschaften der Ultraschallenergie haben wir in den letzten 20 Jahren Indikation, Behandlungsrhythmus und Behandlungsart erarbeitet. Unsere Erfahrungen basieren auf der Behandlung von 2500 Patienten, die in 3 medizinischen Einrichtungen unter gleichen Bedingungen versorgt wurden.

2.1 Indikation, Kontraindikation

Die Indikation umfaßt die frische Fraktur sowie die verzögerte Kallusbildung. Bei der frischen Fraktur sind alle bekannten Regeln der Knochenbruchheilung einzuhalten: Reposition, Ruhigstellung, Beübung, Kontrollen. Es ist dabei von untergeordneter Bedeutung, ob die Fraktur konservativ oder operativ reponiert und/oder fixiert (Osteosynthese) wird. Nach Organisation des Frakturhämatoms wird zwischen dem 7. und 10. Tag post fracturam mit der Ultraschallbehandlung begonnen.

Unter gewissen Bedingungen kann fast jede Fraktur – unabhängig von der Art der Behandlung – pseudarthrotisch werden. Die Entstehung der Pseudarthrose wird immer durch das Stadium der sogenannten verzögerten Kallusbildung eingeleitet. Diese Bezeichnung ist zu einem klinischen Begriff geworden. Darunter verstehen wir eine zeitlich ungenügende Entwicklung von Kallusgewebe, eine verzögerte Heilung des Knochenbruches, der nach Ablauf der üblichen Zeiten von Ruhigstellung oder Osteosynthese keinen oder nur sehr spärlichen Kallus im Röntgenbild zeigt. Die verzögerte Kallusbildung führt unbehandelt immer zur Pseudarthrose und ist deshalb als Alarmzeichen für den behandelnden Arzt aufzufassen. Dieser Zustand zwingt zur Entscheidung – weitere Ruhigstellung oder operativer Eingriff. Bei gezielter Ultraschalltherapie hingegen kann das Stadium der verzögerten Kallusbildung durchaus überbrückt und die Fraktur zur Heilung gebracht werden.

Wie jede Therapieform besitzt auch die Ultraschallbehandlung der Knochen gewisse Kontraindikationen. Dazu gehören allgemein fieberhafte Zustände; von seiten des Knochens: Pseudarthrosen, akute Osteomyelitis, primäre und sekundäre maligne Knochengeschwülste.

Bisher wurden durch Ultraschall nicht behandelt: Schädelfrakturen, Frakturen im Wirbelsäulenbereich sowie Beckenbrüche.

Wir sehen keine Kontraindikation bei Rippen-, Sternum- und Zehenfrakturen, führen aber diese Behandlungen nicht mehr durch, da der Heilungsablauf dieser Frakturarten im Durchschnitt den Patienten zeitlich nicht sehr belastet.

2.2 Durchführung der Behandlung

Je nach Lokalisation der Fraktur (s. Kap. 3) beträgt die Intensität 0,1–1 W/ cm², die Behandlungsdauer im Durchschnitt 5 min. Bei frischen Frakturen besteht eine Serie aus 10–20 Behandlungen, bei der verzögerten Kallusbildung aus über 20, wobei bei letzterer Indikation jeden 2. Tag behandelt wird. In der Mehrzahl der Fälle wird bei frischen Frakturen täglich behandelt, mit Pausen am Wochenende, bei kleinen Knochen kann auch jeden 2. Tag behandelt werden.

Je nach Größe der zu behandelnden Fläche – auch je nach Größe des Gipsfensters – verwenden wir den kleinen Schallkopf (abstrahlende Fläche 1,4 cm²) oder den großen Schallkopf (abstrahlende Fläche 6,4 cm²).

Von rein statischer Beschallung – wobei der Schallkopf fest an einer Stelle verweilt – sind wir abgekommen. Die Beschallung erfolgt in Bewegung, wobei ganz langsam streichende (in einer Linie), spiralige, am häufigsten kreisende und sinusförmige (auf und ab in Wellenform) Bewegungen des Schallkopfes durchgeführt werden (Ausnahme s. 5.4).

Beschallt werden kann direkt über der Fraktur oder indirekt am distalen oder proximalen Bruchfragment (Abb. 1–3). Eine frakturferne Beschallung über Gelenkgrenzen ist möglich, dabei ist die Intensität zu verdoppeln. Die indirekte Beschallung kann auch von einem prominenten Teil des Osteosynthesematerials her erfolgen (z. B. Kopf eines Küntscher-Nagels, Abb. 4). Hier ist die Intensität um ein Drittel zu reduzieren. Frakturferne Beschallung ist nachweislich möglich durch die gute Leitfähigkeit des Knochengewebes und des Osteosynthesematerials (Abb. 5 und 6).

Die Ankopplung des Schallkopfes erfolgt mit neutralem, flüssigem Öl, das nicht kalt sein soll. Jede Kontaktunterbrechung zwischen Haut und Schallkopf wird vom Ultraschallgerät optisch und/oder akustisch angezeigt.

Die Beschallung im Wasserbad ist möglich. Es handelt sich dabei entweder um osteosynthetisch übungsstabile Frakturen oder Frakturen kleiner Knochen, die im wasserstabilen Gipsverband ruhiggestellt sind. Verwendet werden Keramikwannen ohne Metallteile (z. B. Stöpsel). Das Wasser soll abgestanden

---

Abb. 1. Direkte Beschallung (kleiner Schallkopf) einer Kahnbeinfraktur durch ein Gipsfenster. Absolute Ruhigstellung bleibt gewährleistet

Abb. 2. Humerusfraktur im proximalen Drittel. Ruhigstellung im Thoraxabduktionsverband. Indirekte Beschallung (kleiner Schallkopf) von distal durch ein Gipsfenster

Abb. 3. Distale Radiusfraktur. Ruhigstellung durch Unterarmgipslonguette. Indirekte Beschallung (großer Schallkopf) von proximal über dem Radiusköpfchen

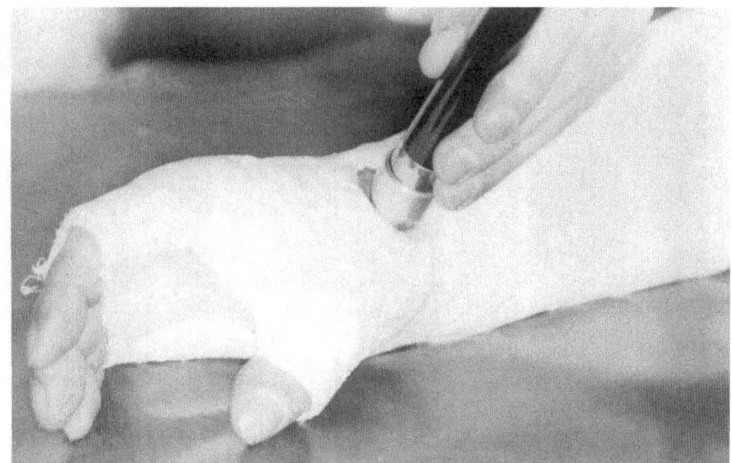

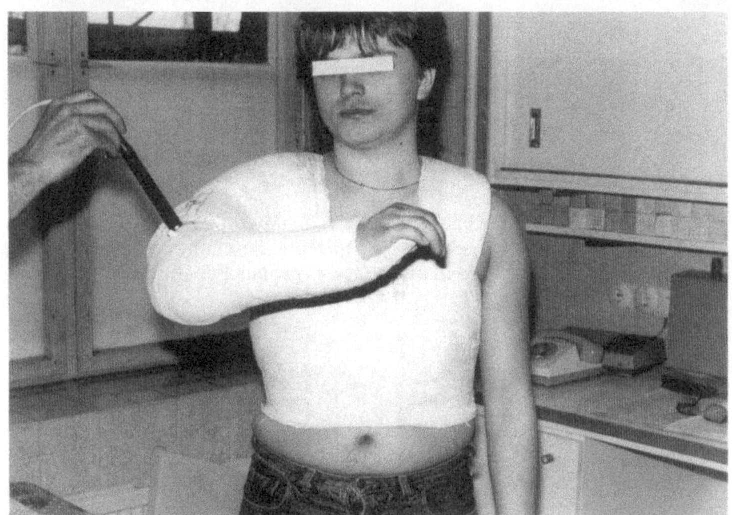

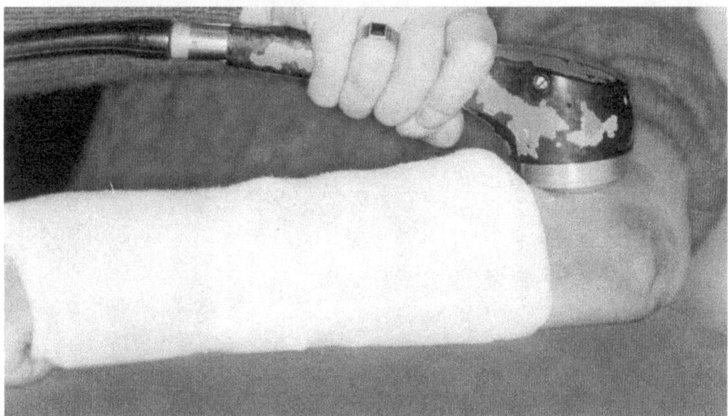

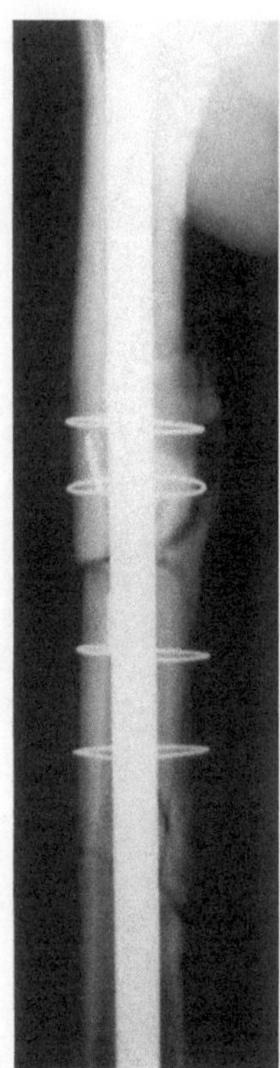

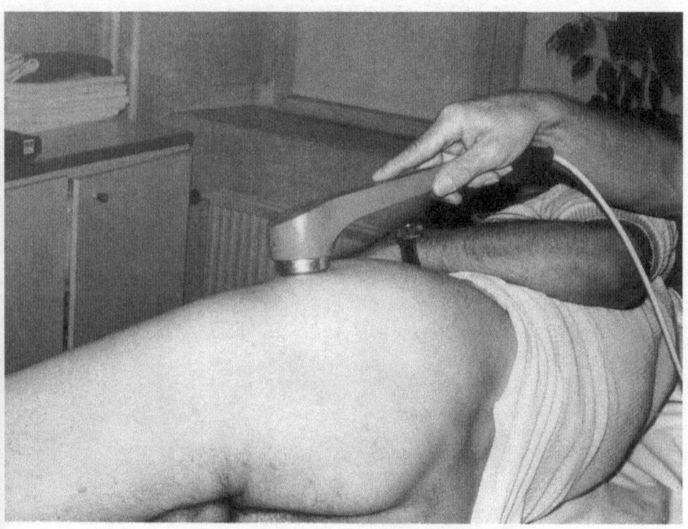

Abb. 4. a Oberschenkelschaftfraktur, Zustand nach Küntscher-nagelung. **b** Indirekte Beschallung über dem Nagelkopf und dem Trochantermassiv (großer Schallkopf)

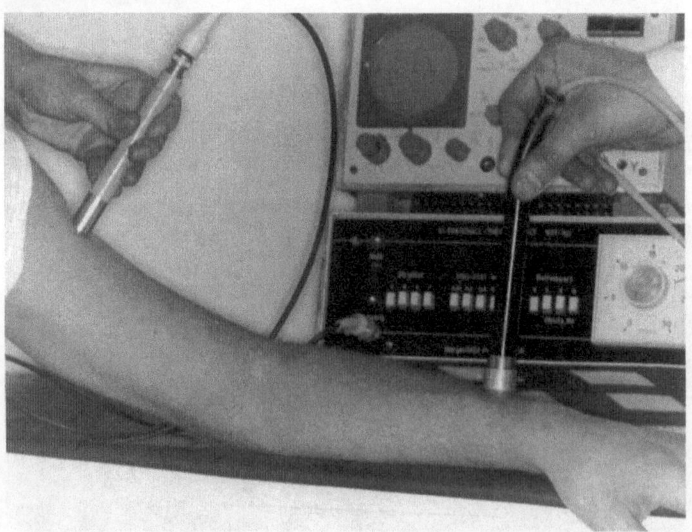

Abb. 5. Nachweis der Ultraschallwellenausbreitung im Gewebe. Die eingestrahlte Energie kann im Oberarmbereich bei Beschallung der Handwurzel und umgekehrt gemessen werden

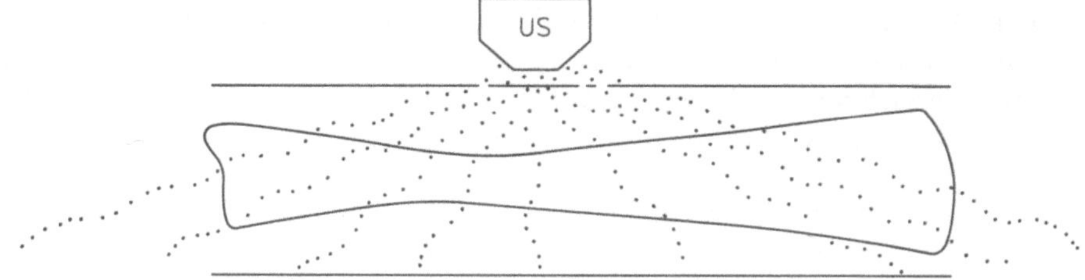

Abb. 6. Schema der Ultraschallwellenausbreitung im Knochengewebe

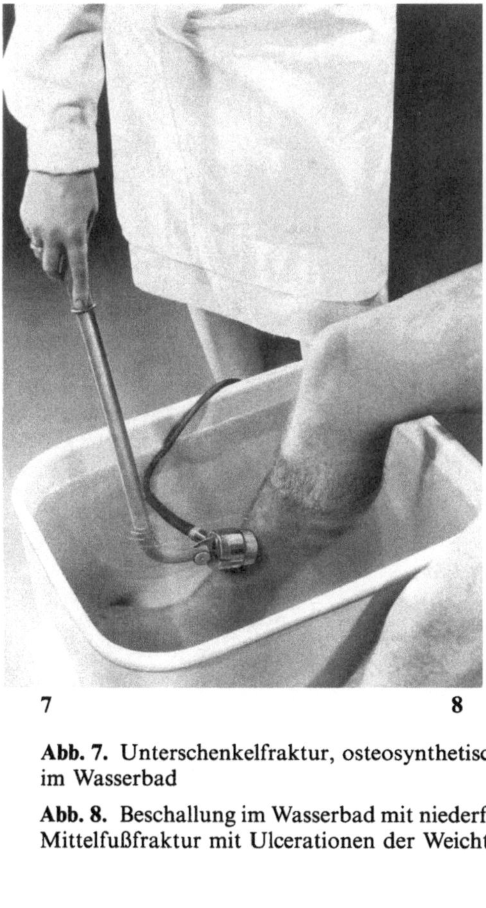

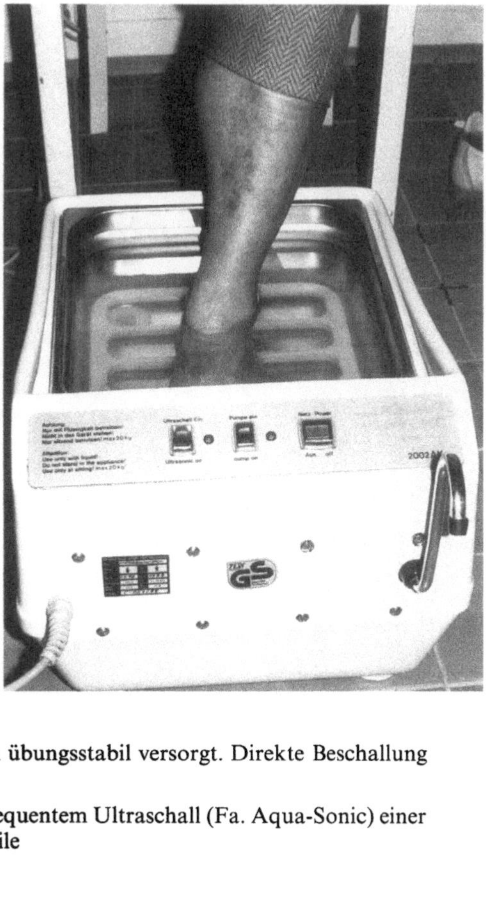

7   8

Abb. 7. Unterschenkelfraktur, osteosynthetisch übungsstabil versorgt. Direkte Beschallung im Wasserbad

Abb. 8. Beschallung im Wasserbad mit niederfrequentem Ultraschall (Fa. Aqua-Sonic) einer Mittelfußfraktur mit Ulcerationen der Weichteile

sein, Wasserbläschen sind von der Hautoberfläche zu entfernen. Die Wassertemperatur sollte der Körpertemperatur entsprechen. Die Behandlungswanne muß hinreichend groß sein, da bei zu kleinen Behältern der Schall von der Wasserwand reflektiert wird und durch die Vermischung von fortlaufenden und stehenden Wellen ein ungleiches Behandlungsfeld entsteht. Der Abstand zwischen Strahler und Haut sollte 1–2 cm betragen, der Schallkopf wird bewegt wie oben beschrieben (Abb. 7).

Der gleiche therapeutische Effekt kann auch mit niederfrequentem Ultraschall erreicht werden (Abb. 8). Dabei ist der Ultraschallkopf unter einer Metallwanne fixiert, der Patient taucht die betroffene Extremität in die mit Wasser gefüllte Wanne (Behandlungsrhythmus und -dauer wie schon beschrieben). Auf den Unterschied zwischen hoch- und niederfrequenten Ultraschall bei gleicher Wirkungsweise wird noch eingegangen (s. Kap. 5.4).

3 Klinische Ergebnisse

Bei der Bewertung der Zeitverkürzung während der Frakturheilung unter Ultraschallanwendung gehen wir von einem statistischen, signifikant gesicherten Mittelwert der normalen Frakturheilung aus. Diese Mittelwerte resultieren aus der klinischen Erfahrung und aus Literaturangaben. Zusätzlich haben wir bei allen Frakturarten anfangs Kontrollgruppen von je 200 Patienten gebildet, wobei in einer intermittierenden Reihe abwechselnd ein Patient konventionell und der nächste mit Ultraschall behandelt wurde. Es standen dann jeweils 2 Gruppen zu je 100 Personen zum Vergleich gegenüber. Bei seltenen Frakturarten betrug die Zahl pro Gruppe 50 Personen. In den letzten Jahren wurden keine Vergleiche mehr gezogen, da grundsätzlich – bis auf die beschriebenen Ausnahmen – Ultraschall angewendet wird. Es ist dabei zwischen hoch- und niederfrequentem Ultraschall zu unterscheiden (s. Kap. 5.3).

3.1 Radiusfrakturen

Radiusfrakturen sind die häufigste Frakturart beim Menschen (mit der Sudeck-Erkrankung als häufigster Komplikation); deshalb soll hier näher auf die Behandlung eingegangen werden.

Nach Reposition der Fraktur und Anlegen einer dorsalen Unterarmlonguette beginnt die Ultraschallbehandlung am 6. Tag.
- Abstrahlende Fläche des Ultraschallstrahlers 6,4 cm^2;
- Beschallungsort über dem gipsfreien Radiusköpfchen;
- Ankopplungsmedium: direkte Ankopplung mit Öl;
- Applikationstechnik: dynamische Beschallung;
- Ultraschallintensität: 0,5 W/cm^2;
- Ultraschallbehandlungsdauer: 5 min;
- Anzahl der Einzelbehandlungen: 10;
- Behandlungsfrequenz: täglich (außer am Wochenende) oder jeden 2. Tag.

Nach üblichen Röntgenkontrollen Gipsabnahme nach 3 Wochen (21. Tag nach der Fraktur). Bei 86% aller Patienten findet sich eine vollständige Überbauung des Frakturspaltes, d.h. die Fraktur ist röntgenologisch verheilt. Im Vergleich zu den üblichen Zeiten der Ruhigstellung und der Arbeitsunfähigkeit kann konstatiert werden:
- Ruhigstellung mit Ultraschall: 21 Tage;
- Ruhigstellung ohne Ultraschall: 35 Tage;

- Arbeitsunfähigkeitsdauer mit Ultraschall: 45 Tage;
- Arbeitsunfähigkeitsdauer ohne Ultraschall: 65 Tage.

In alternierender Reihe sind bei 50 Patienten mit Ultraschallbehandlung sowie bei weiteren 50 Patienten ohne Ultraschallbehandlung folgende Untersuchungen durchgeführt worden (Durchschnittsalter 61,4 Jahre):

- Röntgenkontrollen am 7., 21., 35. und 49. Tag nach Frakturtrauma.
- Bestimmung der alkalischen Phosphatase, des Ca-, P- und Zn-Gehaltes im Serum am 14., 21. und 35. Tag.
- Szintigraphische Untersuchungen beider Handgelenke am 21. und 35. Tag post fracturam mit distalem Unterarmdrittel und beider Ellenbeugengelenke mit ^{99m}Tc-Hydroxylidendiphosphonat bei standardisierter Aufnahmetechnik, Meßzeit, gleicher anatomischer Position. Die Quantifizierung der Nuklidanreicherung erfolgt mit Hilfe der ROI-Technik (region of interest).
- Bestimmung des Gesamtmineralgehaltes im Frakturbereich am 21., 28., 35., 49. und 70. Tag post fracturam durch Messung der Photonenabsorption.
- Messung der Ultraschallabsorption am 21., 35. und 49. Tag post fracturam im Frakturbereich mit Hilfe von 2 Schallköpfen von 1,4 cm^2 Strahlungs- bzw. Aufnahmefläche. Sender: Schallkopf (1,4 cm^2), Empfänger: Schallkopf (1,4 cm^2) mit Oszillographen gekoppelt, Schallintensität: 0,5 W/cm^2.
- Messung der Hauttemperatur über dem Frakturbereich am 21., 28., 35., 49., 56., 70. und 84. Tag post fracturam mit Infrarottechnik.

Diese Untersuchungen sollen neben den tierexperimentellen Befunden das in der Einleitung Gesagte besonders unter Beweis stellen. Da die gefundenen Ergebnisse überzeugend sind, wurde auf analoge Beweisführung bei anderen Frakturlokalisationen verzichtet. Der Vergleich beider Patientengruppen erbrachte folgende Resultate:

- Röntgenologisch sind die mit Ultraschall behandelten Frakturen zeitlich eher durchgebaut. Neben den schon erwähnten 86% am 21. Tag durchgebauten Frakturen sind am 35. Tag alle Frakturen (100%) röntgenologisch verheilt (Abb. 9). Ohne Ultraschallbehandlung ist am 21. Tag nach der Fraktur bei keinem Patienten der Frakturspalt überbrückt. Am 35. Tag ist bei 69% der Patienten der Frakturspalt durchbaut (Abb. 10).
- Bei der Bestimmung der alkalischen Phosphatase im Blutserum (Abb. 11) fanden sich bei 25 Patienten ohne Ultraschallbehandlung
    am 14. Tag p.f. 2,75 ± 0,62 µmol/l,
    am 21. Tag p.f. 3,82 ± 0,58 µmol/l,
    am 35. Tag p.f. 4,38 ± 0,77 µmol/l.
  Bei 27 Patienten nach Ultraschallbehandlung fand sich ein Serumgehalt
    am 14. Tag p.f. 3,72 ± 0,81 µmol/l,
    am 21. Tag p.f. 4,91 ± 0,78 µmol/l,
    am 35. Tag p.f. 4,00 ± 0,68 µmol/l.
- Kalzium und Phosphor wiesen in beiden Patientengruppen keine Abweichungen auf, Zink zeigte unerhebliche Grenzwerte.

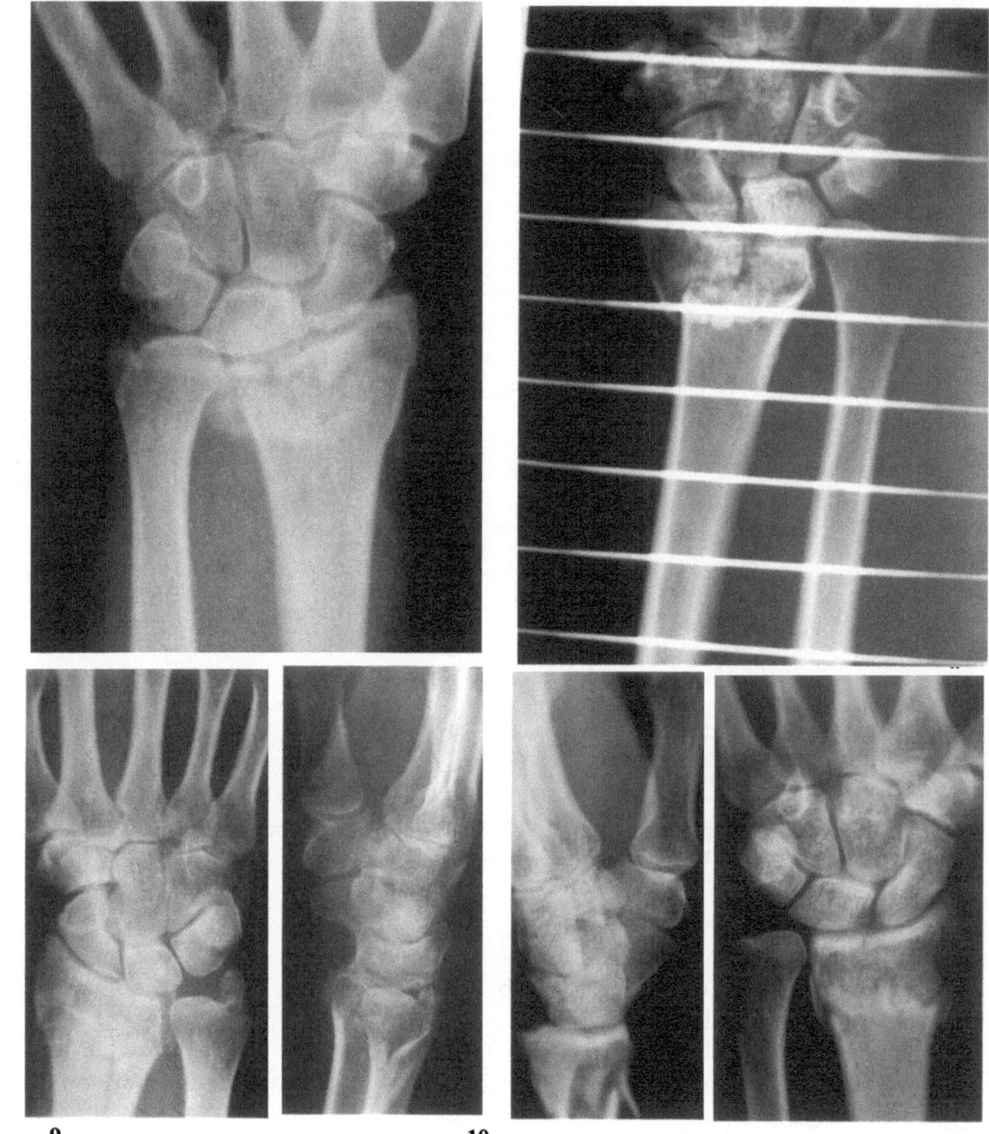

Abb. 9. a Distale Radiusfraktur (64 J., w.). b 21. Tag p. f. nach 10 Beschallungen. Die Fraktur ist röntgenologisch durchgebaut

Abb. 10. a Distale Radiusfraktur (64 J., w.). b 21. Tag der Ruhigstellung. Die Fraktur ist
nicht durchgebaut

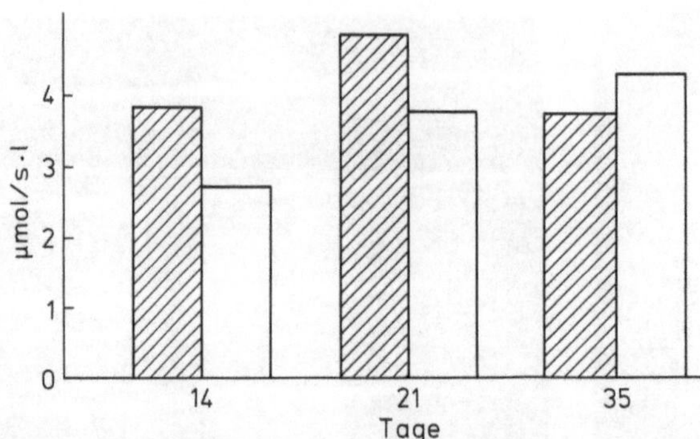

Abb. 11. Alkalische Phosphatase im Serum. Pat. ohne (*weißes Feld*) und mit Ultraschallbehandlung (*gestricheltes Feld*)

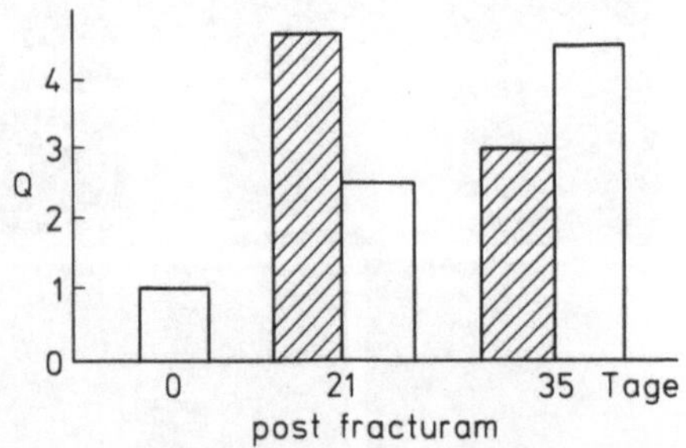

Abb. 12. ROI-Aktivitätsquotient Q im Bereich der distalen Radiusfraktur behandelt ohne
(*weißes Feld*) und mit Ultraschall (*gestricheltes Feld*)

– Der ROI-Aktivitätsquotient Q (Abb. 12) betrug bei den 25 Patienten ohne
   Ultraschallbehandlung
      am 21. Tag p. f. 2,41, $\sigma_n - 1 = \pm 0,52$;
      am 35. Tag p. f. 4,32; $\sigma_n - 1 = \pm 0,64$ ($\sigma_n - 1$; Probestandardabwei-
      chung).
   Bei den 27 Patienten mit Ultraschallbehandlung betrug er
      am 21. Tag p. f. 4,65, $\sigma_n - 1 = \pm 0,66$;
      am 35. Tag p. f. 3,07, $\sigma_n - 1 = \pm 0,69$.

– Die Gesamtmineralanalyse im Frakturbereich ergab ohne Ultraschall
      am 21. Tag 66%,
      am 28. Tag 74%,
      am 35. Tag 81%,
      am 49. Tag 91%,
      am 70. Tag 100%
   des Wertes des kontralateralen nichtfrakturierten Radiusabschnittes.

Nach der Ultraschallstimulation fand sich bei den Patienten ein Knochen-index

    am 21. Tag von 109%,
    am 28. Tag von 167%,
    am 49. Tag von 150%,
    am 70. Tag von 131%

im Vergleich zum kontralateralen nichtfrakturierten Radiusabschnitt.

- Die Ultraschallabsorptionsmessung ist für die schnellere Frakturheilung besonders interessant.

Ohne Ultraschallbehandlung wurden

    am 21. Tag p.f. $37\% \pm 9\%$,
    am 35. Tag p.f. $53\% \pm 13\%$,

nach Ultraschallbehandlung wurden

    am 21. Tag p.f. $53\% \pm 10\%$,
    am 35. Tag p.f. $74\% \pm 11\%$

der eingestrahlten Ultraschallintensität absorbiert.

- Die Hauttemperaturmessung erfolgte mit dem Infrarotmeßgerät Pyrovar über dem Frakturbereich und dem kontralateralen Abschnitt des distalen nichtverletzten Unterarms. Wie die in Tabelle 1 zusammengefaßten Ergebnisse zeigen, kommt es bei Ultraschallanwendung zu einer deutlich rascheren Normalisierung.

Aus den aufgeführten Untersuchungen geht eindeutig hervor, daß die Knochenbruchheilung unter dem Einfluß der Ultraschallenergie zeitiger abgeschlossen ist und der Knochen als Gewebe sich zeitlich schneller entwickelt.

3.2 Navikularfrakturen

Ohne auf die Einteilung dieser Frakturart einzugehen und die evtl. primär bestehende Operationsindikation (sehr selten) sowie die äußerst seltene dislozierte Fraktur anzusprechen, sei darauf verwiesen, daß ihre Problematik in der notwendigen, langen Ruhigstellung (je nach Art der Fraktur von 6–15 Wo-

Tabelle 1. Ultraschall und Hauttemperatur: Temperaturanstieg (in °C) im Frakturbereich gegenüber der nichttraumatisierten Seite

Tage post fracturam	Ohne Ultraschall	Mit Ultraschall
21	$+1,6$	$+2,4$
28	$+2,0$	$+1,6$
35	$+1,6$	$+0,9$
42	$+2,35$	$+0,5$
49	$+1,4$	$\pm0,0$
56	$+1,1$	$\pm0,0$
70	$+0,7$	$\pm0,0$
84	$\pm0,0$	$\pm0,0$

chen und länger) und der hohen Pseudarthrosequote (bei 2–5% aller Fälle)
besteht. Die erkannte Fraktur wird unterschiedlich ruhiggestellt, Oberarm-
Hand-Gipsverband oder Unterarm-Faust-Gips. Die letztgenannte Methode
wenden wir an.

Die Ultraschallbehandlung beginnt am 6. Tag durch ein Gipsfenster von
2×3 cm Größe über dem Os naviculare. Die Stabilität des Gipses wird dadurch nicht beeinträchtigt. Vorgehen: Ölankopplung, kreisende Bewegungen,
kleiner Schallkopf mit $1,4$ cm^2 Strahlungsfläche. Ultraschallintensität $0,1$ –
$0,3$ W/cm^2, Behandlungsdauer 5 min jeden 2. Tag, insgesamt 15- bis 20mal.

Nach 6 Wochen Ruhigstellung unter Ultraschallbehandlung sind 91% aller
Frakturen röntgenologisch verheilt, 8% nach weiteren 2 Wochen Ruhigstellung unter Ultraschall (Abb. 13).

Der Vergleich mit einer Kontrollgruppe ergab im Durchschnitt:
– Ruhigstellung mit Ultraschall: 45 Tage;
– Ruhigstellung ohne Ultraschall: 90 Tage;
– Arbeitsunfähigkeitsdauer mit Ultraschall: 75 Tage;
– Arbeitsunfähigkeitsdauer ohne Ultraschall: 120 Tage.

Wie bei den Radiusfrakturen sind auch in dieser Gruppe die gleichen Untersuchungen (s. Kap. 3.1) durchgeführt worden. Die erreichten Befunde sind ähnlich und sollen deshalb nicht ausführlich dargestellt werden. Schlußfolgernd
kann gesagt werden, daß mit Hilfe der Ultraschallstimulation die Behandlungsdauer und Immobilisation erheblich verkürzt werden kann, die Pseud-
arthrosebildung kann vermieden sowie die Indikation zur operativen Behandlung minimiert werden (Abb. 14).

Bei 2 Patienten kam es bisher zu keiner Ausheilung der Fraktur, es mußte
operiert werden.

3.3 Mittelhandfrakturen (Abb. 15)

Nach Reposition und Fixation (konservativ oder operativ) Beginn der Ultra-
schallbehandlung am 6. Tag. Ist die Fraktur übungsstabil versorgt oder der
Gipsverband wasserfest, so empfiehlt sich eine Behandlung in der Wasser-
wanne (nieder- oder hochfrequenter Ultraschall) mit dem Vorteil der absolu-
ten „Ankopplung", Dosierung $0,3$ W/cm^2 bei hochfrequentem Ultraschall.
Bei normalen Gipsverband beschallt man mit kleinem Schallkopf über der
Fraktur durch ein Gipsfenster, Dosierung $0,1$ W/cm^2. Wenn das Anlegen des
Gipsfensters problematisch ist, dann Beschallung des entsprechenden Fingers
oder Unterarmknochens unter Ausnutzung der Leitfähigkeit, Dosierung $0,4$ –
$0,6$ W/cm^2. Therapieunabhängig vom Ort der Applikation wird jeden 2. Tag,
insgesamt 10- bis 12mal, je 3 min beschallt.

Im Vergleich zu einer Kontrollgruppe ergab sich:
– Ruhigstellung mit Ultraschall: 31 Tage;
– Ruhigstellung ohne Ultraschall: 46 Tage;
– Arbeitsunfähigkeitsdauer mit Ultraschall: 48 Tage;
– Arbeitsunfähigkeitsdauer ohne Ultraschall: 62 Tage.

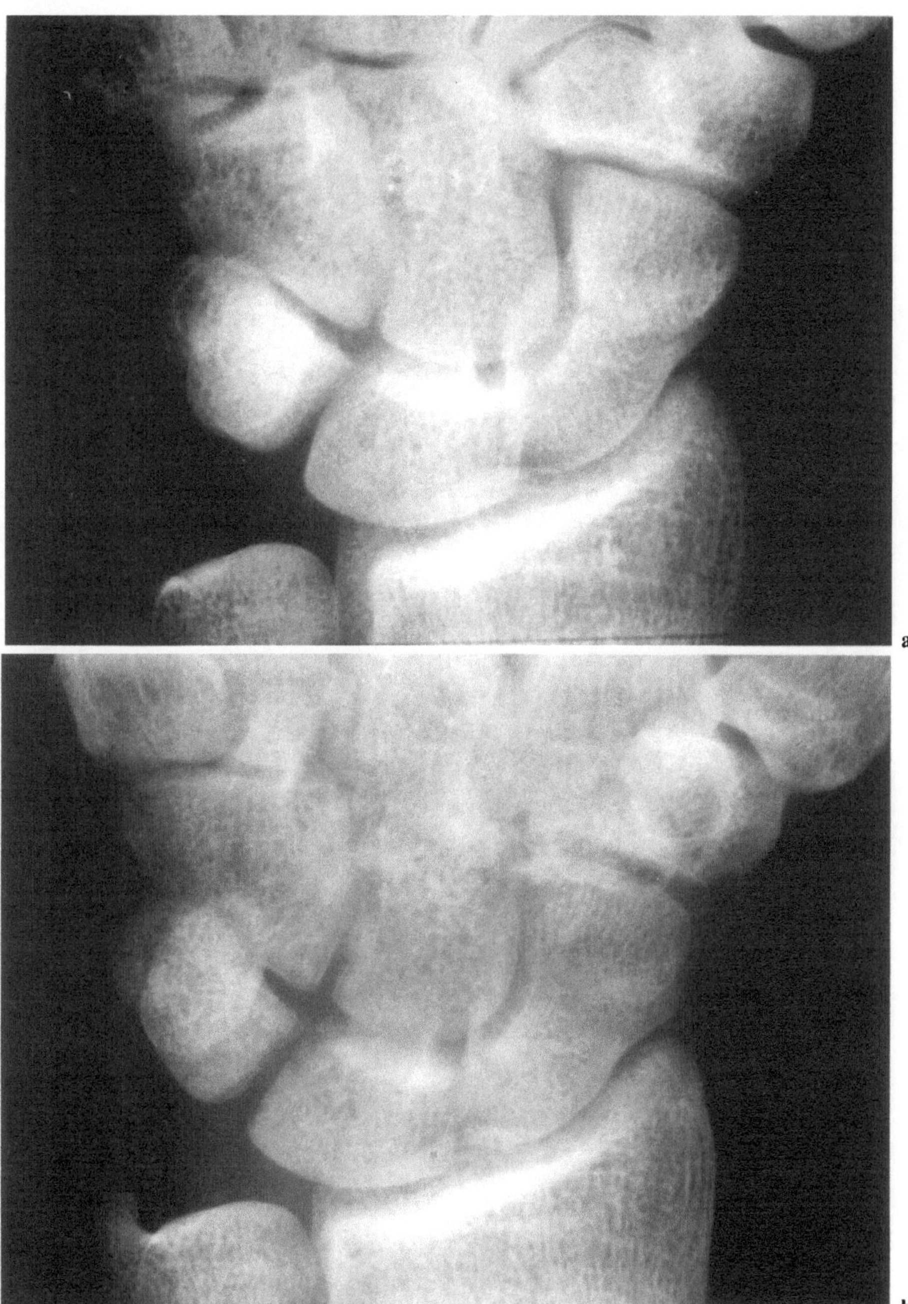

Abb. 13. a Kahnbeinfraktur (31 J., m.). **b** 45. Tag p. f. nach 16 Beschallungen. Die Fraktur ist verheilt

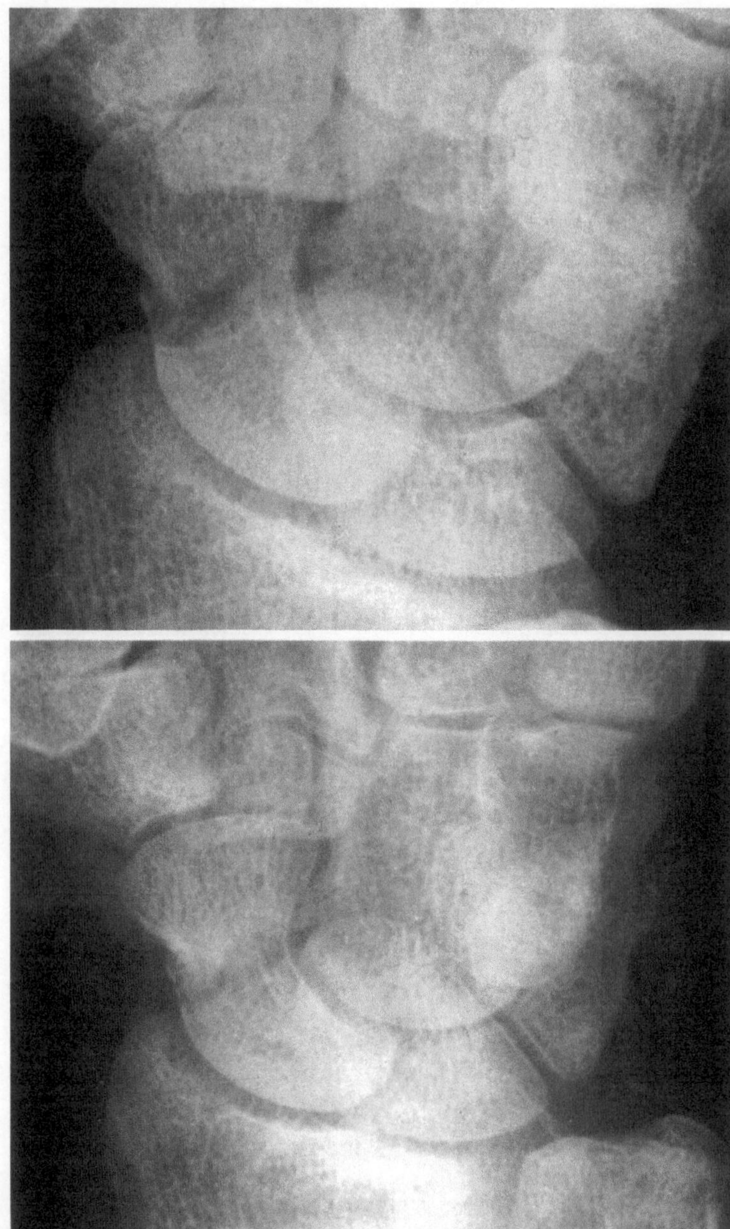

Abb. 14. a Kahnbeinfraktur (52 J., w.). Erstvorstellung 6 Wochen nach dem Trauma, verzögerte Kallusbildung, drohende Pseudarthrose. **b** 56. Tag nach Ruhigstellung und 20 Beschallungen. Die Fraktur ist konsolidiert

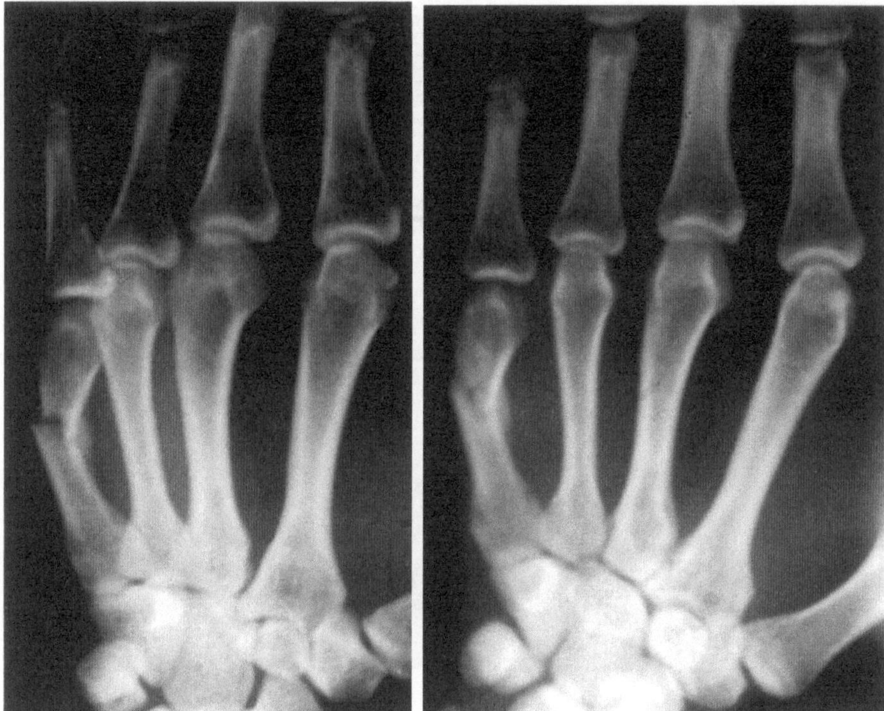

Abb. 15. a Mittelhandfraktur (37 J., m.). **b** 30. Tag p. f. nach 10 Beschallungen. Die Fraktur ist verheilt

3.4 Fingerfrakturen (Abb. 16)

Nach Reposition und konservativer oder operativer Versorgung beginnt die Ultraschallbehandlung am 6. Tag. Der Behandlung im Wasserbad ist der Vorzug zu geben (s. Mittelhandfrakturen Kap. 3.3); ansonsten Beschallung des dazugehörigen Mittelhandknochens. Dosierung im Bad 0,3 W/cm^2, bei Ausnutzung der Leitfähigkeit 0,5 W/cm^2. Es wird im Zweitagesrhythmus 8mal je 3 min beschallt.

Im Vergleich zu einer Kontrollgruppe ergab sich:
- Ruhigstellung mit Ultraschall: 28 Tage;
- Ruhigstellung ohne Ultraschall: 42 Tage.

Die Arbeitsunfähigkeitsdauer ergibt im Vergleich keine signifikanten Unterschiede, da Beruf, Alter (einige Kinder) und Begleitverletzungen eine Rolle spielen.

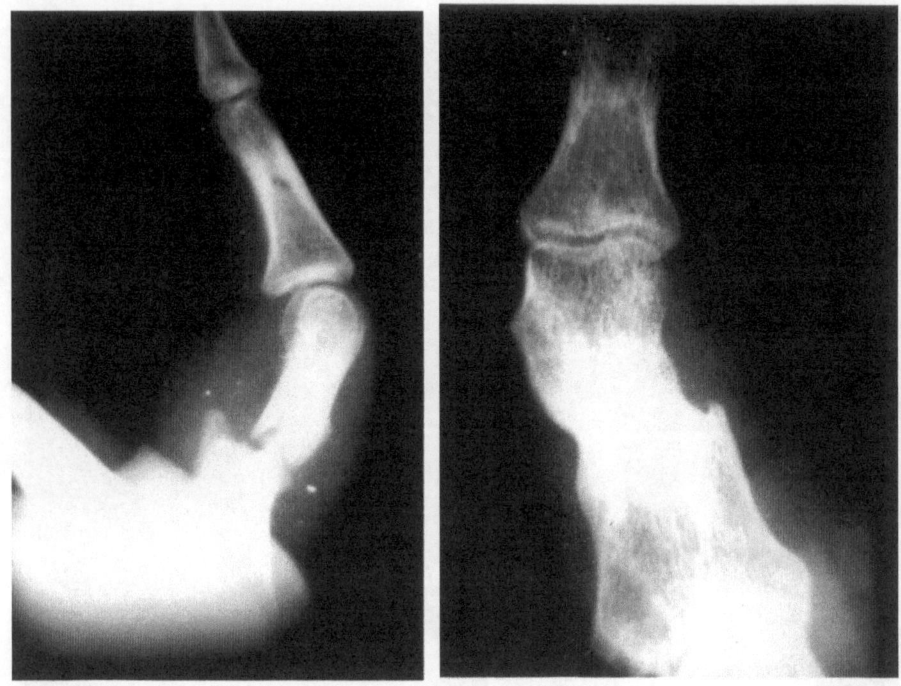

Abb. 16. a Fraktur des Grundgliedes Zeigefinger (28 J., m.). **b** 30. Tag p. f. nach 12 Beschallungen, Fraktur verheilt

3.5 Unterarmfrakturen (Abb. 17 u. 18)

Unabhängig von der Frakturart und der konservativen oder operativen Versorgung beginnt die Ultraschallbehandlung am 6. Tag (nach Reposition oder postoperativ) durch ein Gipsfenster über den Frakturen oder der Fraktur. Das Gipsfenster kann auch über dem Olekranon angelegt werden. Kleiner Schallkopf, Ölankopplung, kreisende Bewegungen, Intensität 0,3 W/cm^2; Behandlungsdauer: 3 min jeden 2. Tag, insgesamt 10- bis 12mal.

Im Vergleich zu einer Kontrollgruppe ergab sich:
- Ruhigstellung mit Ultraschall: 39 Tage;
- Ruhigstellung ohne Ultraschall: 60 Tage;
- Arbeitsunfähigkeitsdauer mit Ultraschall: 52 Tage;
- Arbeitsunfähigkeitsdauer ohne Ultraschall: 86 Tage.

Bei Olekranonfrakturen (Abb. 19 u. 20), konservativ oder operativ versorgt, erfolgt die Ultraschallbehandlung ab dem 6. Tag durch ein Gipsfenster mit der Intensität 0,1 W/cm^2 oder vom Processus styloides ulnae aus mit der Intensität 0,5 W/cm^2 (jeden 2. Tag, 10- bis 12mal). Die Knochenbruchheilung ist im Durchschnitt nach 3 Wochen abgeschlossen.

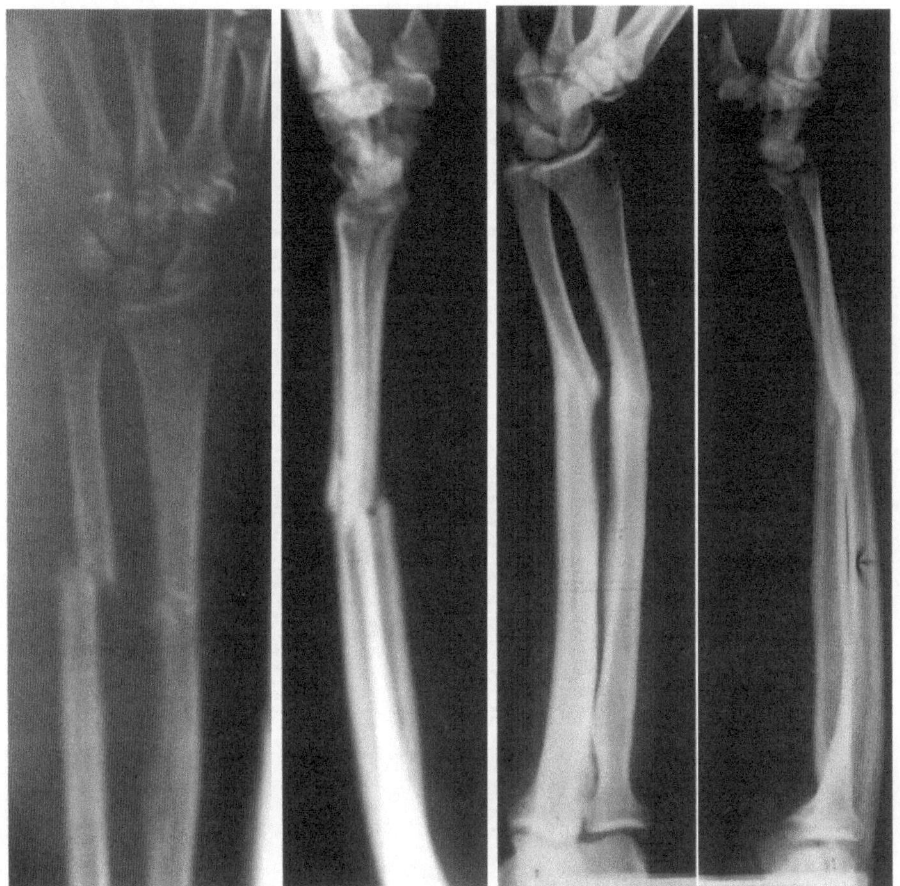

a   b

Abb. 17. a Komplette Unterarmfraktur (21 J., m.). Pat. lehnt operative Versorgung ab, Ruhigstellung im Gipsverband. **b** Nach 12 Beschallungen am 42. Tag p. f. Die Frakturen sind verheilt

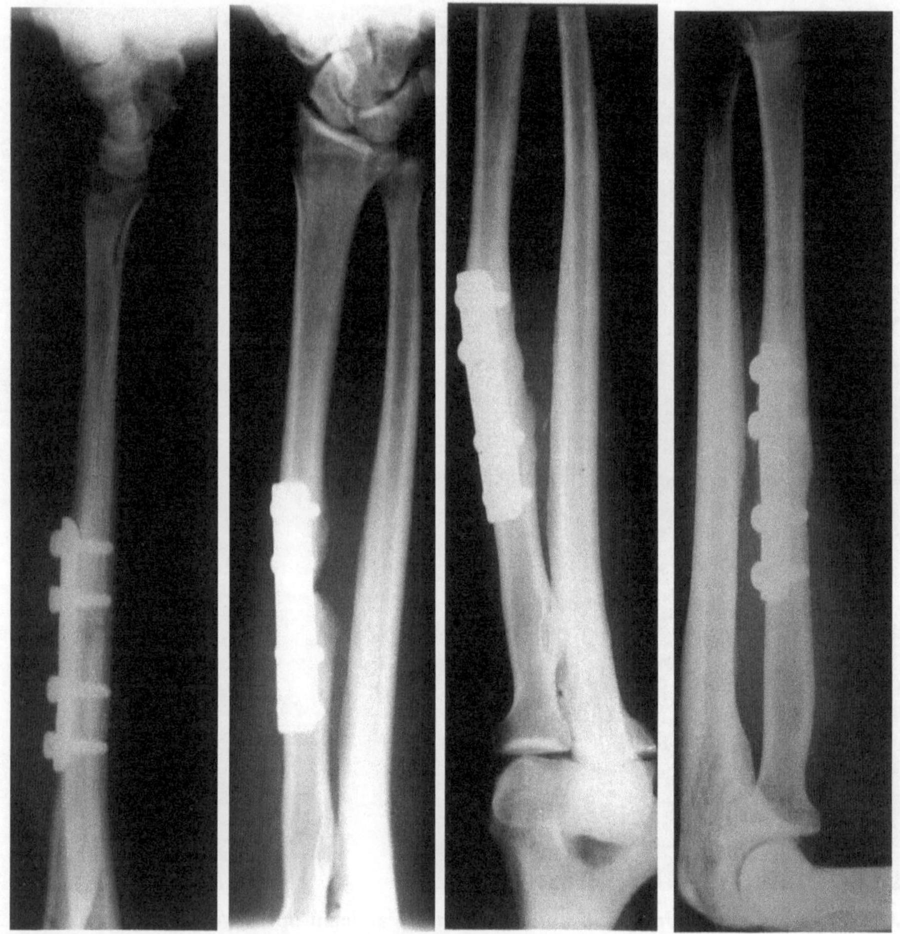

Abb. 18. a Radiusschaftfraktur (43 J., w.), Osteosynthese wegen Knochendefekts. Beginn der Beschallung am 6. postoperativen Tag. **b** 26. Tag nach Ultraschallbehandlung (12 Behandlungen). Die Fraktur ist verheilt, der Defekt überbrückt

Abb. 19. a Dislozierte Olekranonfraktur (43 J., m.), Zuggurtung am Unfalltag. **b** 21. Tag p. f. nach 12 Beschallungen. Die Fraktur ist bei guter Funktion verheilt

Abb. 20. a Olekranonfraktur ohne wesentliche Dislokation (82 J., w.). Wegen des Alters Ruhigstellung durch Schiene. **b** 22. Tag nach 12 Beschallungen. Die Fraktur ist fest, gute Funktion

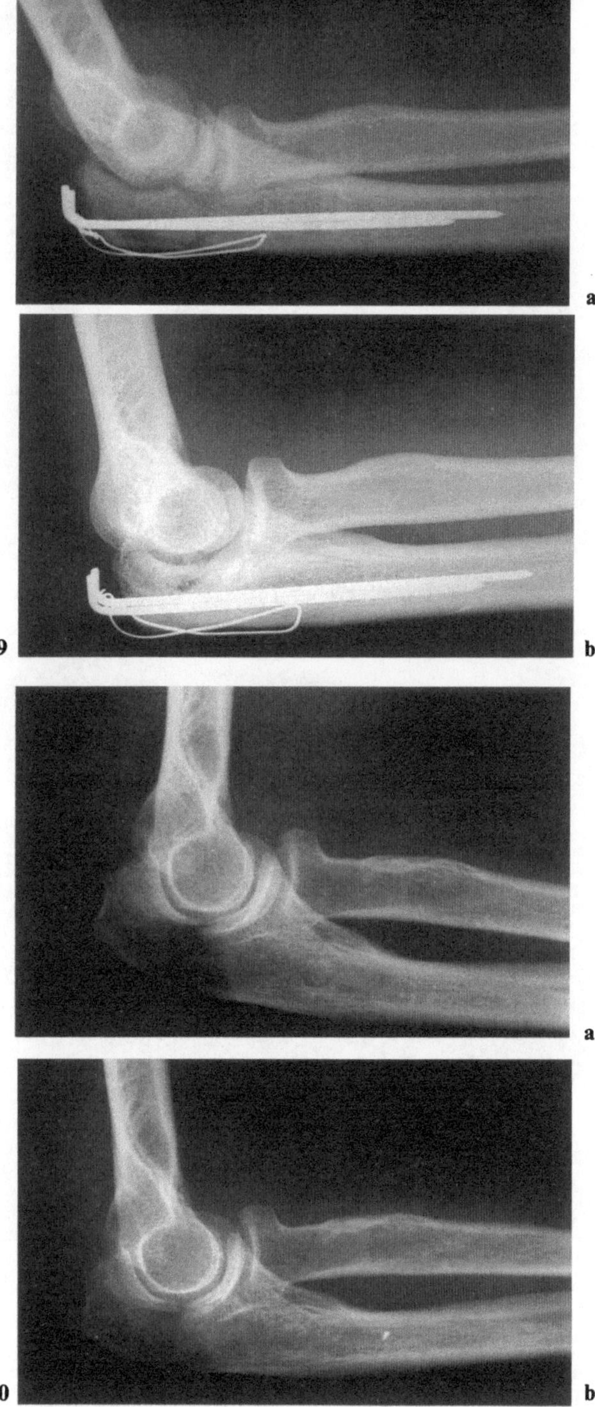
a

b

19

a

b

20

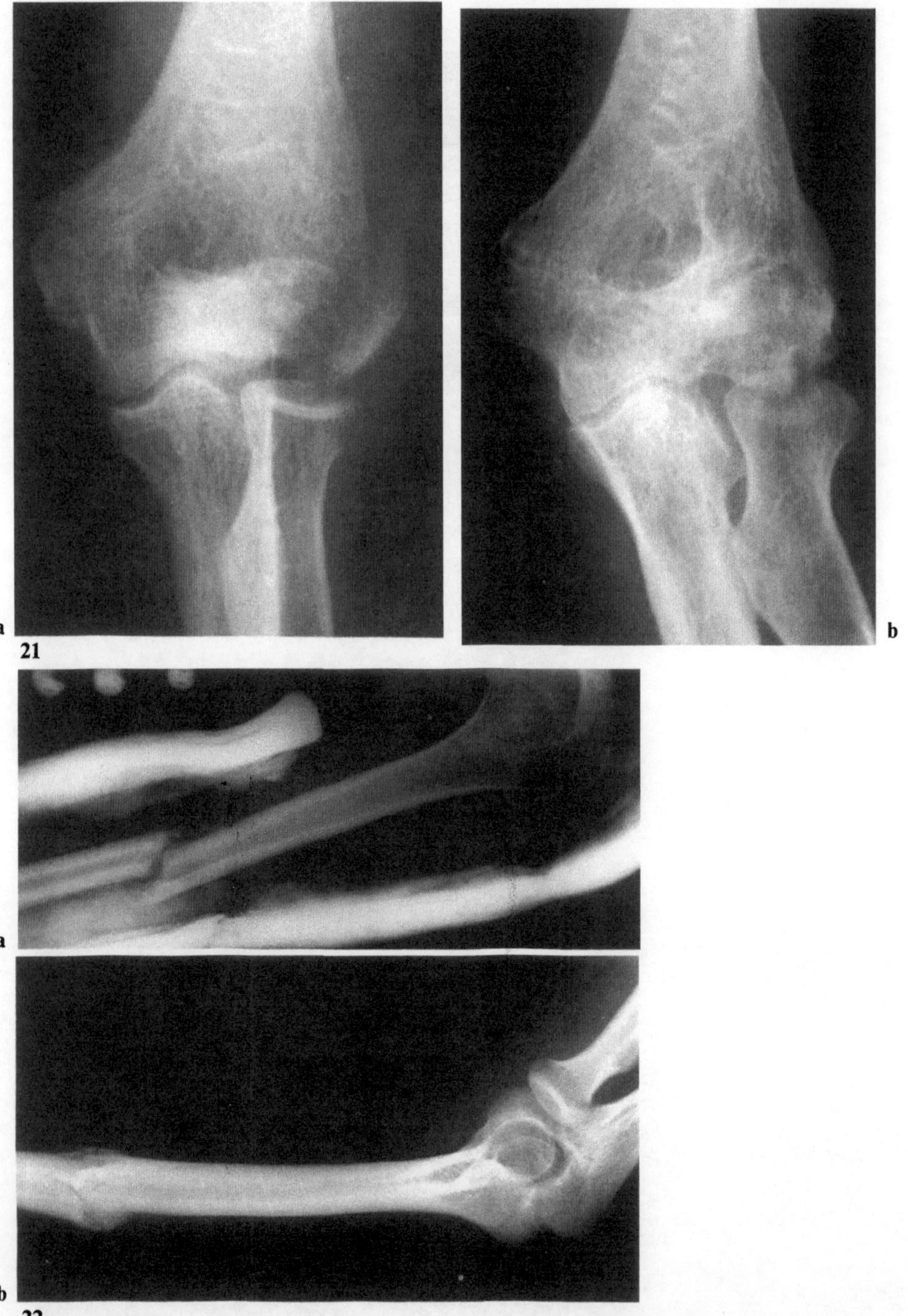

a

21

a

b

22

Abb. 21. a Suprakondyläre Humerusfraktur (55 J., w.). Ruhigstellung durch Oberarmgipsverband, Gipsfenster, direkte Beschallung. **b** 25. Tag nach 12 Behandlungen. Die Fraktur ist übungsstabil

Abb. 22. a Oberarmschaftfraktur (38 J., m.), operative Versorgung wird strikt abgelehnt. Thoraxabduktionsgips, Gipsfenster, direkte Beschallung. **b** 35. Tag p. f. nach 15 Ultraschallbehandlungen. Die Fraktur ist durchbaut

3.6 Oberarmfrakturen

Die Ultraschallbehandlung beginnt am 6. Tag unabhängig von der Art der Versorgung. Bei Kondylus- und suprakondylären Frakturen (Abb. 21) erfolgt die Beschallung unmittelbar über der Fraktur: kleiner Schallkopf, Ölankopplung, Gipsfenster, Intensität 0,1–0,2 W/cm^2, 10- bis 12mal zu je 3 min. Die Verkürzung der Behandlungszeit beträgt allgemein 40%.

Bei Oberarmschaftbrüchen (Abb. 22) wird entweder durch ein Gipsfenster, Intensität 0,2–0,3 W/cm^2, oder von den Epikondylen aus, Intensität 0,5 W/cm^2, behandelt. Behandlungsdauer: 3–5 min jeden 2. Tag, insgesamt 2- bis 15mal. Die Verkürzung der Behandlungszeit beträgt 35%.

Subkapitale Humerusfrakturen (Abb. 23) werden entweder direkt mit 0,2 W/cm^2 oder von den Epikondylen aus mit 0,5 W/cm^2 beschallt, 10–12 Behandlungen jeden 2. Tag. Die Verkürzung der Behandlungszeit beträgt 40%. (Bei Oberarmfrakturen sind die sehr große Altersbreite, der hohe Anteil von Rentnern und die unterschiedliche Möglichkeit der Ruhigstellung sowie die verschiedenen Frakturlokalisationen zu berücksichtigen. Deshalb wurde die Angabe über die Heilungsverkürzung in Prozenten ausgedrückt.)

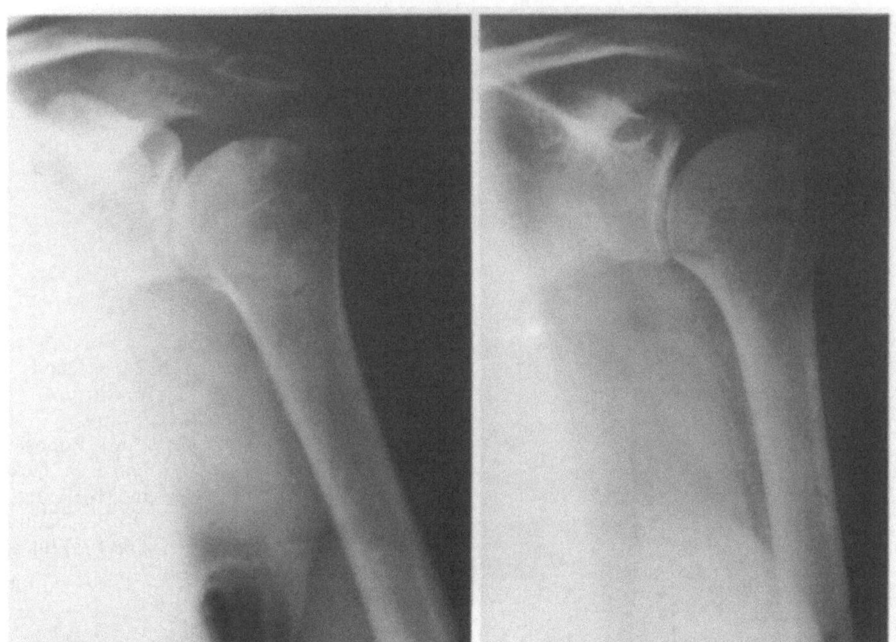

Abb. 23. a Subkapitale Humerusfraktur mit Abriß des Tuberculum majus (54 J., w.). **b** 24. Tag nach 12 Beschallungen. Die Fraktur ist übungsstabil, die Funktion gut

3.7 Klavikularfrakturen (Abb. 24)

Vorwiegend erfolgt die Ruhigstellung durch einen Rucksackverband. Bei konservativem Vorgehen wie auch postoperativ beginnt die Behandlung am 6. Tag. Beschallt wird direkt über der Fraktur: kleiner Schallkopf mit $0,1-0,2$ W/cm^2, 3 min jeden 2. Tag, insgesamt 6mal.
-   Ruhigstellung mit Ultraschall: 20 Tage;
-   Ruhigstellung ohne Ultraschall: 35 Tage;
-   Arbeitsunfähigkeitsdauer mit Ultraschall: 25 Tage;
-   Arbeitsunfähigkeitsdauer ohne Ultraschall: 35 Tage.

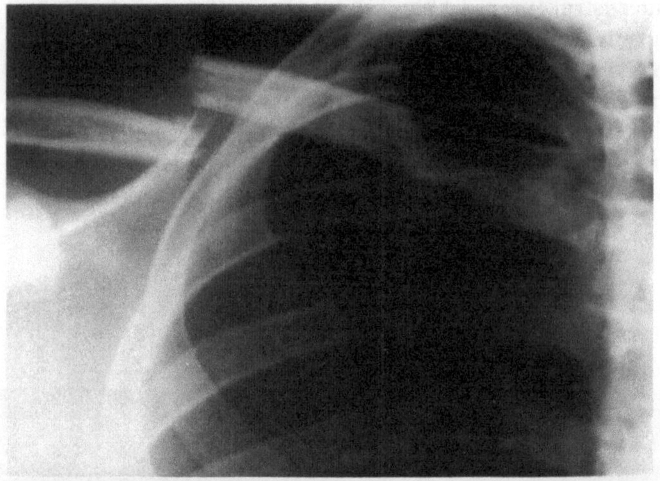

a

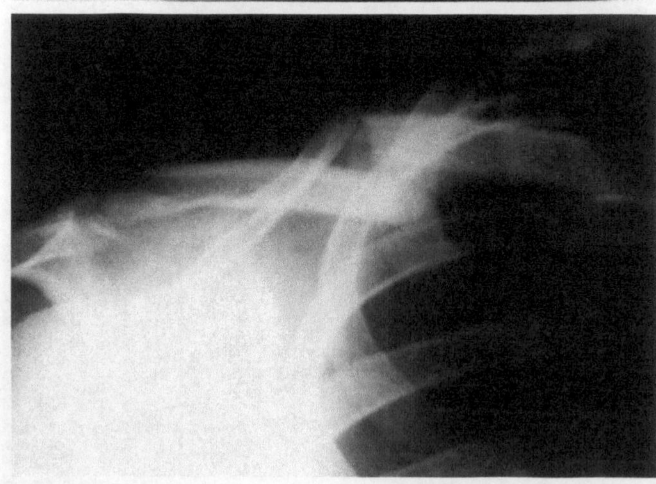

b

Abb. 24. a Klavikulafraktur in Schaftmitte (24 J., m.). Reposition und Rucksackverband. **b** 19. Tag nach 10 Beschallungen. Die Fraktur ist fest

3.8 Malleolarfrakturen (Abb. 25–27)

Bei aller Problematik dieser großen Patientengruppe: Beginn der Behandlung am 6. Tag (unabhängig von konservativer oder operativer Versorgung) mit oder ohne Gipsfenster – direkte Beschallung mit kleinem Schallkopf und der Intensität von 0,2–0,3 W/cm². Bei einseitigen Frakturen wird jeden 2. Tag beschallt (insgesamt 10- bis 14mal), bei doppelseitigen Brüchen täglich – alternierend an einem Tag medial, am nächsten lateral.

Operativ versorgte sowie durch wasserfesten Gips (breites Gipsfenster) ruhiggestellte Frakturen werden optimal in der Wanne niederfrequenter Ultraschallgeräte behandelt, mit dem Vorteil der besseren Sauerstoffversorgung und Durchblutungsförderung. Das hat einen besonders großen Effekt bei Luxationsfrakturen. Die Behandlung erfolgt jeden 2. Tag, 15- bis 20mal je 5 min.

Mittelwerte bei Knöchelfrakturen ohne Luxation:
- Ruhigstellung mit Ultraschall: 40 Tage;
- Ruhigstellung ohne Ultraschall: 70 Tage;
- Arbeitsunfähigkeitsdauer mit Ultraschall: 70 Tage;
- Arbeitsunfähigkeitsdauer ohne Ultraschall: 140 Tage.

Mittelwerte bei Luxationsfrakturen:
- Ruhigstellung mit Ultraschall: 60 Tage;
- Ruhigstellung ohne Ultraschall: 95 Tage;
- Arbeitsunfähigkeitsdauer mit Ultraschall: 92 Tage;
- Arbeitsunfähigkeitsdauer ohne Ultraschall: 155 Tage.

3.9 Unterschenkelfrakturen (Abb. 28 u. 29)

Ähnlich wie bei den Malleolarfrakturen stellt sich die Problematik auch hier dar: Unterschiedliche Lokalisation, Frakturart, offen oder geschlossen – es können nur Mittelwerte angegeben werden. Die Behandlung beginnt eine Woche nach operativer oder konservativer Versorgung und kann direkt über der Fraktur vom Tibiakopf aus oder von den Malleolaren aus durchgeführt werden (Intensität über der Fraktur 0,2–0,3 W/cm²; über dem Tibiakopf bei liegendem Küntscher-Nagel 0,2 W/cm², ohne Küntscher-Nagel 0,5–0,6 W/cm²; über den Malleolaren 0,3–0,5 W/cm²: 3 min jeden 2. Tag, insgesamt 14- bis 20mal).

Mittelwerte:
- Ruhigstellung mit Ultraschall: 84 Tage;
- Ruhigstellung ohne Ultraschall: 120 Tage;
- Arbeitsunfähigkeitsdauer mit Ultraschall: 110 Tage;
- Arbeitsunfähigkeitsdauer ohne Ultraschall: 159 Tage.

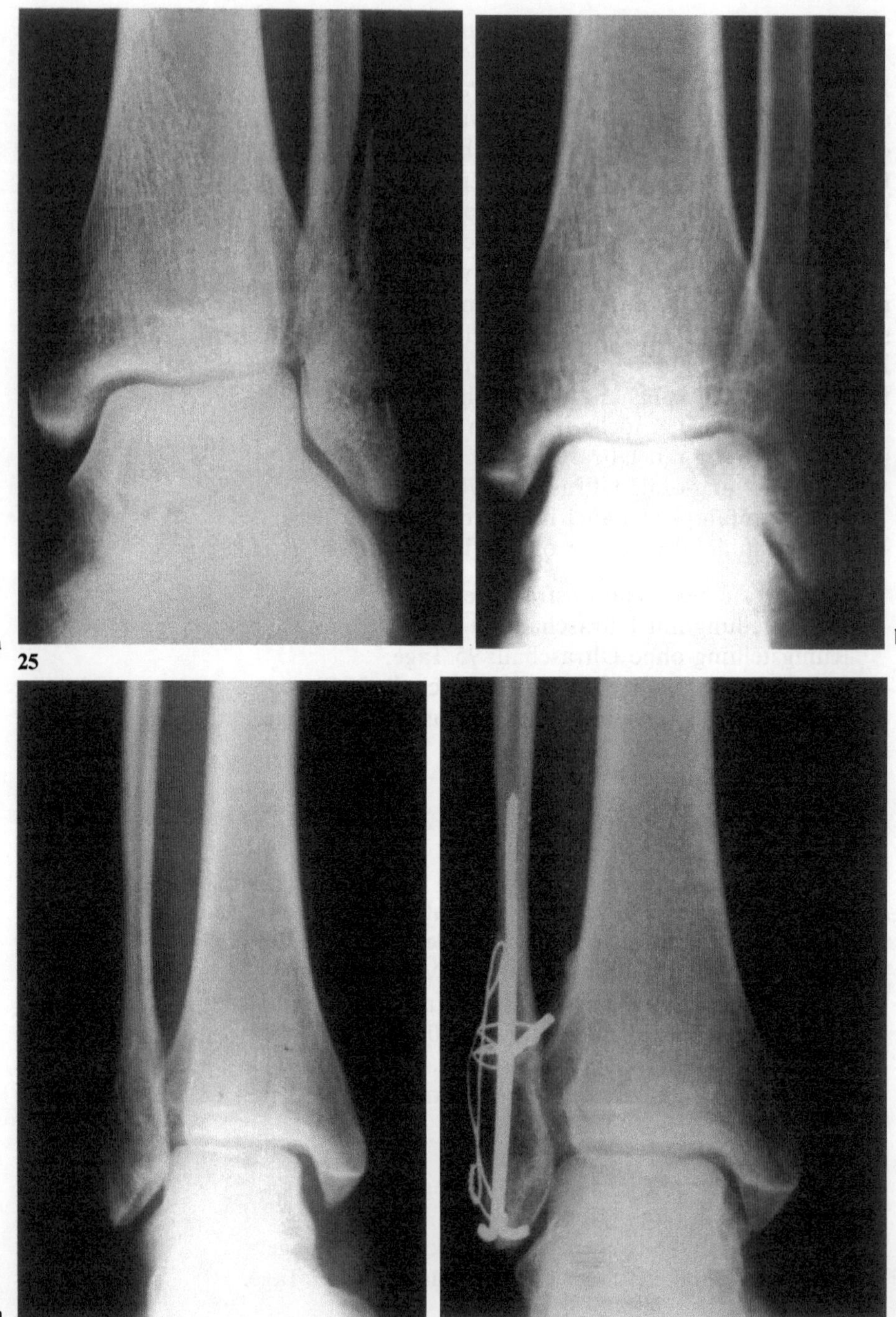

a b

25

a b

26

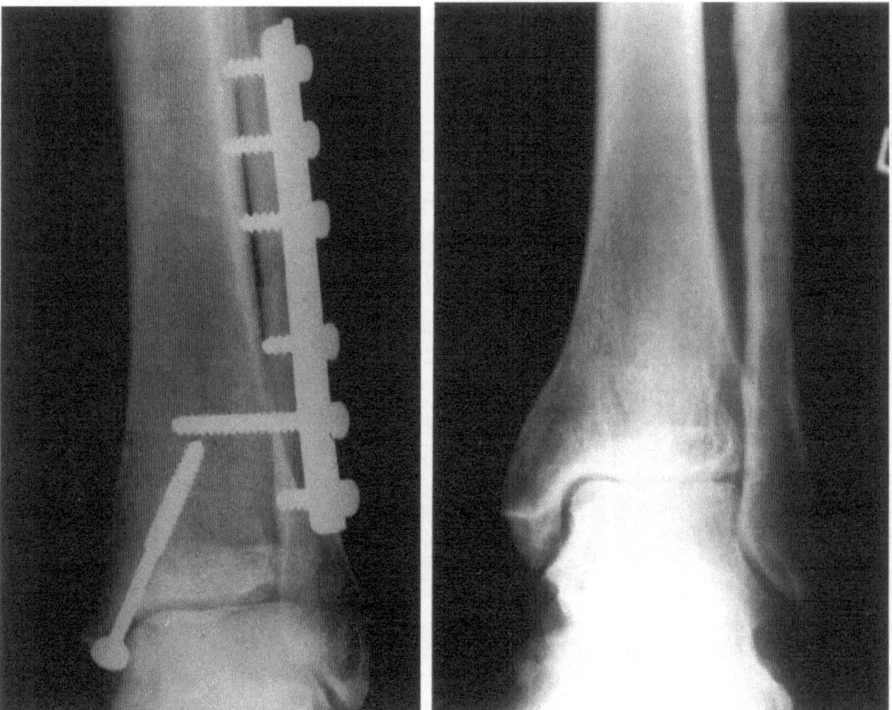

a   b

Abb. 27. a Bimalleoläre Luxationsfraktur (25 J., w.), sofortige Operation und 20mal Ultraschall. 60. Tag p. f., die Frakturen sind verheilt. **b** Zustand nach Entfernung des Osteosynthesematerials. Beispiel für die gute Leitfähigkeit des Metalls, Knochenstruktur erhalten

Abb. 25. a Laterale Knöchelfraktur (19 J., w.). **b** 40. Tag p. f. nach 14 Behandlungen. Die Fraktur ist bei guter Funktion verheilt

Abb. 26. a Knöchelfraktur, Weber-Typ C. Operationsindikation, danach Ultraschallbehandlung (44 J., w.). **b** Nach Osteosynthese und 14 Beschallungen am 50. Tag nach Trauma. Normale Belastung

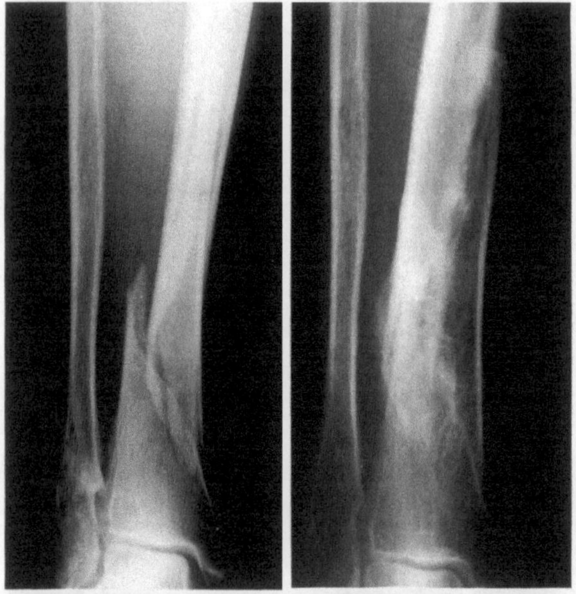

Abb. 28. **a** Unterschenkel-
torsionsfraktur im unteren
Drittel (55 J., m.). Reposition
und Oberschenkelgipsver-
band. Diekte Beschallung
durch ein Gipsfenster.
b 58. Tag p. f. nach 18 Ultraschallbehandlungen. Die
b Fraktur ist belastungsfähig

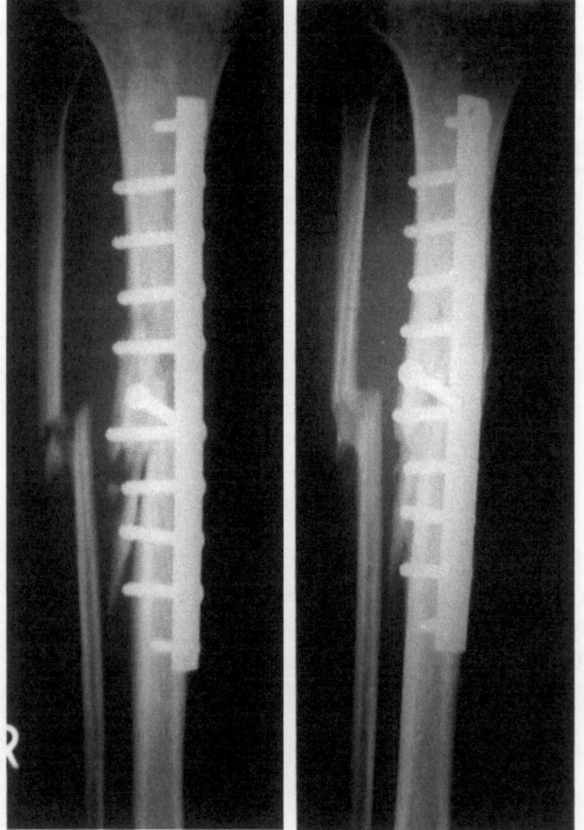

Abb. 29. **a** Unterschenkel-
trümmerfraktur in Schaft-
mitte (48 J., w.), sofortige
Osteosynthese. **b** 35. Tag p. f.
nach 15 Beschallungen. Die
b Fraktur ist belastungsstabil

3.10 Oberschenkelfrakturen (Abb. 30)

Kondylen werden bei Abrißfrakturen nach operativer oder konservativer Versorgung ab dem 6. Tag direkt beschallt (Intensität 0,2–0,3 W/cm^2, 10- bis 14mal). Da Schaftfrakturen vorwiegend operativ versorgt werden, erfolgt 1 Woche postoperativ die Beschallung direkt über der Fraktur mit 0,5 W/cm^2, vom Trochanter aus mit 0,6 W/cm^2; bei liegenden Küntscher-Nagel und Beschallung der Trochantergegend beträgt die Intensität 0,3–0,4 W/cm^2. Man kann auch von den Kondylen aus beschallen, mit einer Intensität von 0,5 W/cm^2. Behandlung: 3–5 min jeden 2. Tag 12- bis 20mal.
Durchschnittswerte:
- Ruhigstellung mit Ultraschall: 75 Tage;
- Ruhigstellung ohne Ultraschall: 120 Tage;
- Arbeitsunfähigkeitsdauer mit Ultraschall: 90 Tage;
- Arbeitsunfähigkeitsdauer ohne Ultraschall: 120 Tage.

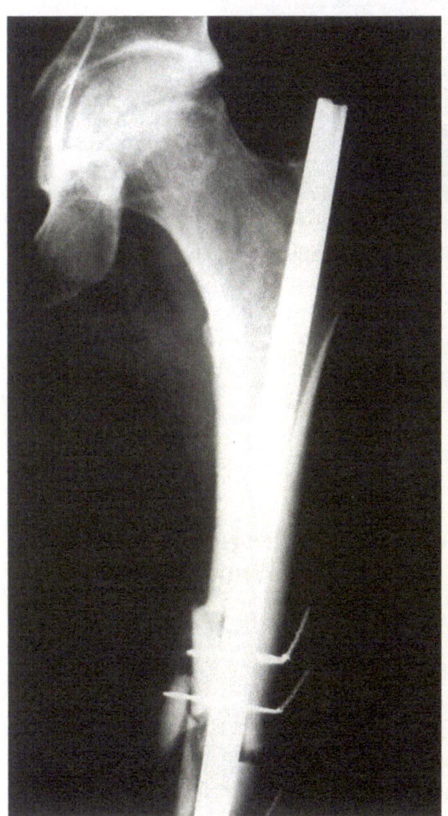 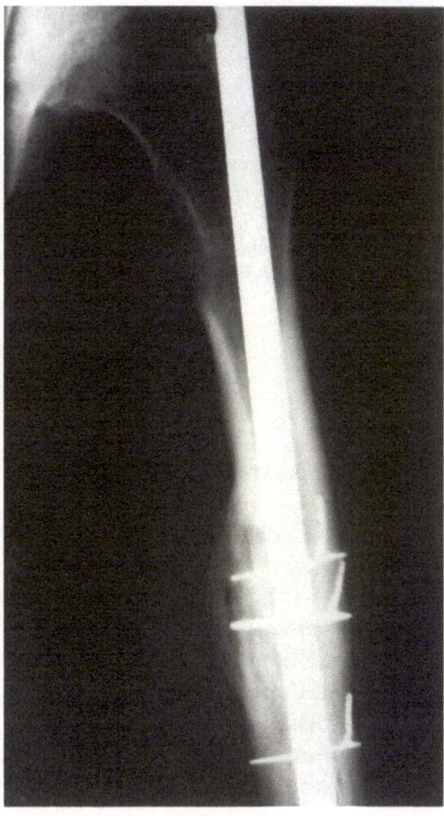

a   b

Abb. 30. a Oberschenkeltrümmerfraktur im mittleren Drittel (34 J., m.). Küntscher-Nagelung und Drahtcerclage. Beschallung über dem proximalen Fragment. **b** 67. Tag p.f. nach 18 Ultraschallbehandlungen. Die Fraktur ist belastbar

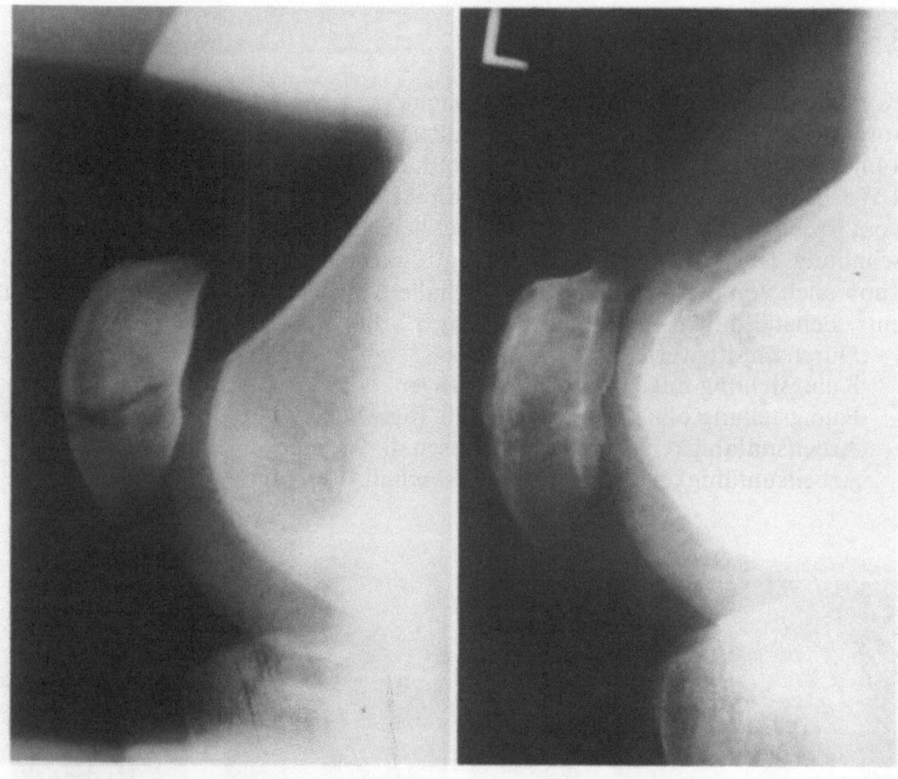

a   b

Abb. 31. a Patellafraktur ohne Dislokation (52 J., w.). Ruhigstellung. **b** 24. Tag nach 12 Beschallungen. Die Fraktur ist übungsstabil

3.11 Patellafrakturen (Abb. 31)

Postoperativ oder konservativ wird mit der Ultraschallbehandlung am 6. Tag begonnen. Direkte Beschallung durch ein Gipsfenster, kleiner Schallkopf, Intensität 0,1–0,2 W/cm^2, jeden 2. Tag, 8- bis 10mal.

Mittelwerte:
- Ruhigstellung mit Ultraschall postoperativ: 21 Tage;
- Ruhigstellung mit Ultraschall konservativ: 30 Tage;
- Ruhigstellung ohne Ultraschall: 45 Tage;
- Arbeitsunfähigkeitsdauer mit Ultraschall: 68 Tage;
- Arbeitsunfähigkeitsdauer ohne Ultraschall: 90 Tage.

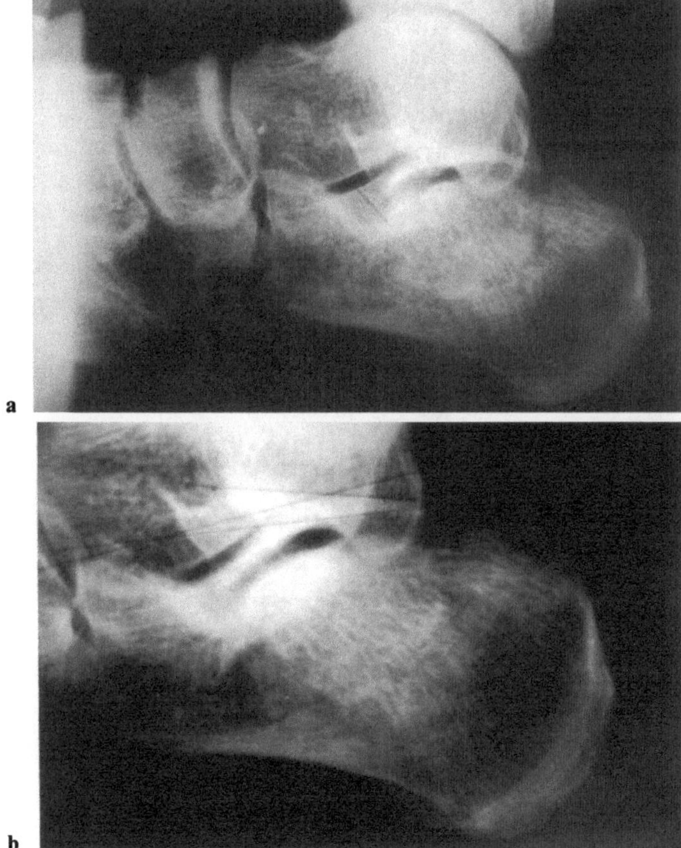

Abb. 32. a Fersenbeinfraktur ohne Dislokation (53 J., m.). Gipsverband mit breitem Fenster.
b 40. Tag p. f. nach 16 Beschallungen. Die Fraktur ist belastbar

3.12 Fersenbeinfrakturen (Abb. 32)

Eine Woche nach Reposition wird durch ein Gipsfenster beschallt: kleiner
Schallkopf, jeden 2. Tag, 15- bis 20mal, Intensität 0,3 W/cm², 5 min Beschallungsdauer. Das Gipsfenster kann lateral oder medial des Knochens oder an
der Ferse angelegt werden.

Bei wasserfestem Gips empfiehlt sich eine Behandlung von je 5 min in der
Wanne eines niederfrequenten Ultraschallgerätes. Der Vorteil besteht in um-
fassender Ankopplung und verbesserter Durchblutung.

Mittelwerte:
- Ruhigstellung mit Ultraschall: 65 Tage;
- Ruhigstellung ohne Ultraschall: 90 Tage;
- Arbeitsunfähigkeitsdauer mit Ultraschall: 100 Tage;
- Arbeitsunfähigkeitsdauer ohne Ultraschall: 125 Tage.

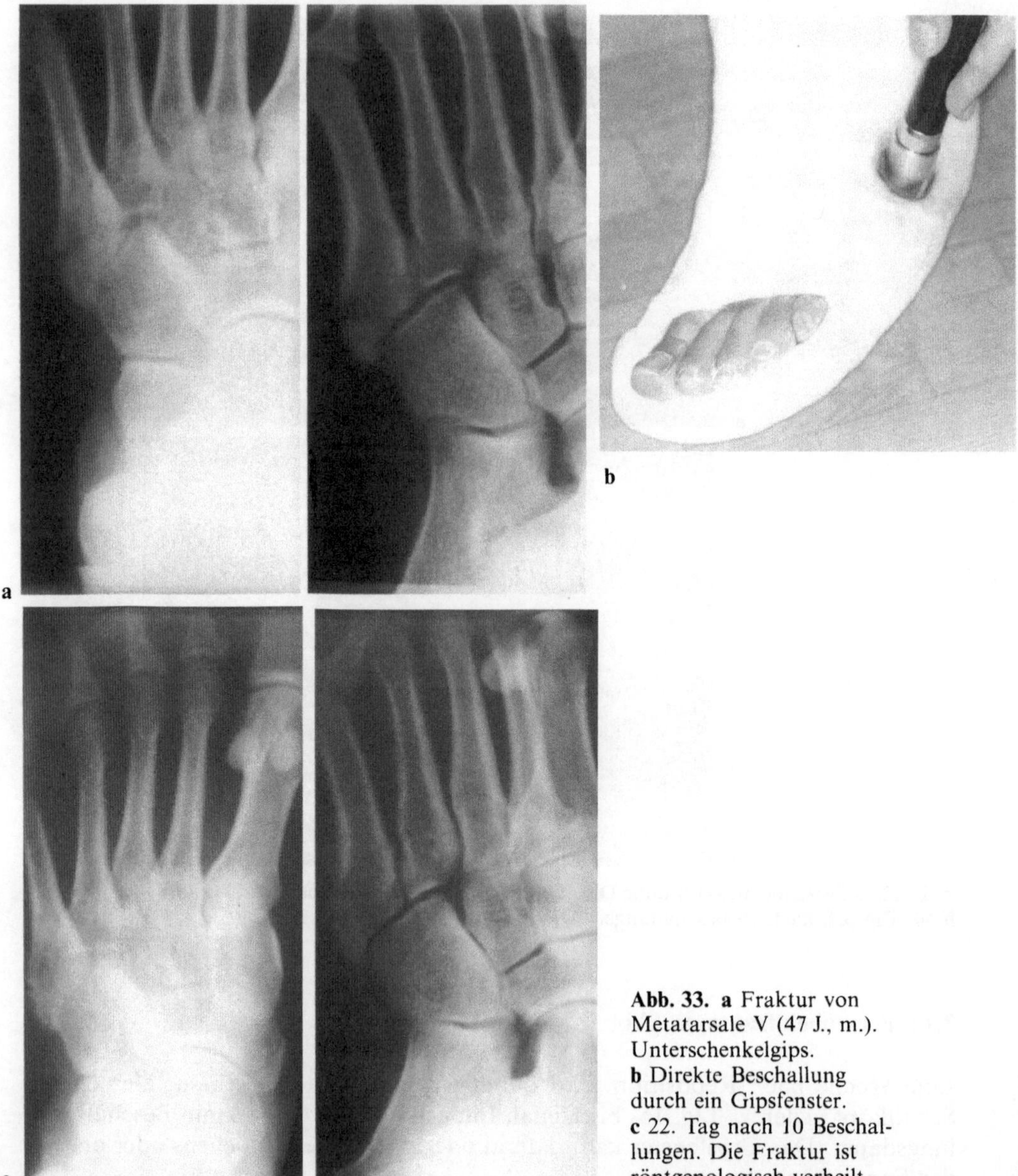

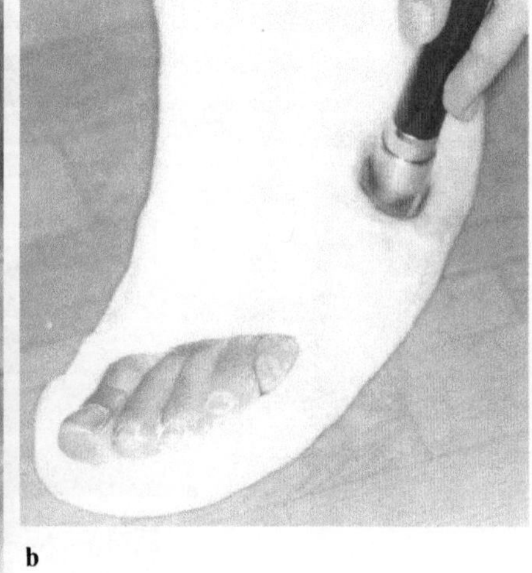

Abb. 33. a Fraktur von
Metatarsale V (47 J., m.).
Unterschenkelgips.
b Direkte Beschallung
durch ein Gipsfenster.
c 22. Tag nach 10 Beschallungen. Die Fraktur ist
röntgenologisch verheilt

3.13 Mittelfußfrakturen (Abb. 33)

Die Behandlung beginnt 6 Tage nach Fraktur oder postoperativ durch ein Gipsfenster direkt über der Fraktur: kleiner Schallkopf, Intensität 0,2–0,3 W/cm², 3 min jeden 2. Tag, 10- bis 12mal. Läßt sich das Gipsfenster schlecht anlegen, so kann von der Ferse (Gipsfenster) oder der Großzehe aus beschallt werden, Intensität 0,5–0,6 W/cm².

Zu empfehlen ist auch niederfrequenter Ultraschall in der Wanne, 5 min jeden 2. Tag, insgesamt 12- bis 15mal. Liegen Weichteilverletzungen oder Ulzerationen als Begleiterkrankung vor, ist der niederfrequente Ultraschall im Rahmen der Durchblutungsförderung besonders vorteilhaft.

Mittelwerte:
- Ruhigstellung mit Ultraschall: 25 Tage;
- Ruhigstellung ohne Ultraschall: 45 Tage;
- Arbeitsunfähigkeitsdauer mit Ultraschall: 65 Tage;
- Arbeitsunfähigkeitsdauer ohne Ultraschall: 85 Tage.

4 Wie kamen wir auf Ultraschall?

Auf der Suche nach einer Stimulationsmöglichkeit der Knochenbruchheilung und vergeblichen Versuchen, medikamentös und hormonell diese Heilung zu verkürzen, bot sich die in der Technik (speziell im Bauwesen) mit Erfolg angewandte Methode, Medien oder Festkörper mit Hilfe von Vibration zu verdichten, an. Aus Literaturrecherchen konnte ermittelt werden, daß bisher 46 Versuche zur Stimulierung der Knochenbruchheilung unternommen wurden, und zwar durch operative Eingriffe, chemische Substanzen, biochemische Stoffe, pharmakologische Präparate und durch physikalische Methoden. Bei fester Indikation haben sich operative Eingriffe bewährt, bei den physikalischen Methoden die Elektrostimulation und die Ultraschallbehandlung. Beiden Methoden liegt der piezoelektrische Effekt als Wirkungsmechanismus zugrunde. Im Gegensatz zur Elektrostimulation in unterschiedlichen Varianten besitzt die Ultraschallanwendung folgende Vorteile: Disponibilität der Geräte für verschiedene Anwendungen, Vorhandensein der Geräte in jeder Praxis, einfache Handhabung, keine Nebenwirkungen und Komplikationen, gesicherte Erfahrungen seit 30 Jahren. Es lag auf der Hand, die im technischen Bereich bekannten Verdichtungseigenschaften der Ultraschallenergie auch zur Verdichtung von Kallusgewebe anzuwenden. So kamen wir auf die Vibration im breitesten Sinne.

Im Tierversuch am Kaninchen wurde nach Osteotomie der Tibia bei gleichzeitiger Osteosynthese der Einfluß von Niederfrequenz, später von Hochfrequenz auf das Kallusgewebe klinisch, röntgenologisch und histologisch untersucht. Die Niederfrequenz wurde manuell und durch einen Niederfrequenzgenerator, die Hochfrequenz durch ein Ultraschallgerät erzeugt.

Die Behandlung begann 1 Woche postoperativ. Entscheidend für diesen Zeitpunkt war die Tatsache, daß die Organisation des Frakturhämatoms beim Kaninchen am 3. Tag abgeschlossen ist und die desmogene Reaktion bis zum 7. Tag alle Möglichkeiten der Ausbreitung hat.

Es ging bei den Versuchen in erster Linie darum, den primären Kallus anzuregen. Um einen optimalen Behandlungsablauf sicherzustellen, wurden nach speziellen Vorversuchen der Behandlungsrhythmus, die Dosierung sowie die zeitliche Einwirkung festgelegt. Es ergab sich das folgende Schema: Beginn der Behandlung 1 Woche postoperativ, Behandlung jeden 2. Tag, insgesamt 4mal je 2 min. Nach Abschluß der Behandlung (2. Woche postoperativ) wurden die Tiere klinisch und röntgenologisch untersucht. Die Tötung erfolgte am Ende der 3. Woche. Die operierten Extremitäten sind danach isoliert und in Formalinlösung aufbewahrt worden.

Zur Vorbereitung der Präparate wurde mit einer feinen Motorsäge der frakturierte Abschnitt mit weiterer Umgebung entnommen. Nach Fixation in handelsüblichem Formol 1:4 wurden 5 mm starke Lamellen zugeschnitten und in Komplexen III (entspricht Titriplex Merck) schonend entkalkt. Übersichtsschnitte sind mit dem Mikrotom MSE ausgeführt worden. Anschließend Färbung der Schnitte mit Hämatoxylin-Eosin und nach von Kossa.

Zur Überprüfung der Ergebnisse diente eine Kontrollgruppe. In dieser Gruppe zeigte sich nach der 3. Woche, daß die Frakturen weder klinisch noch röntgenologisch fest sind. Histologisch ist zu diesem Zeitpunkt die Organisation des Frakturhämatoms völlig abgeschlossen, die Mobilisation des Mesenchymgewebes hat ihren Höhepunkt erreicht. Teilweise findet ein Übergang zum primären Kallus mit seinen desmogenen, chondromatösen und kapillaren Elementen statt. Die Kallusanregung erfolgt vorwiegend über das Periost. – Eine weitere Gruppe von Tieren ist mit manueller Vibration (unterbrochene, quer zur Extremität gerichtete Vibrationsmassage mit den Fingerkuppen zweier Finger) behandelt worden. Die Frequenz betrug 180–200 Anschläge pro Minute. Es konnte festgestellt werden, daß die manuelle Vibrationsmassage weder klinisch, röntgenologisch noch histologisch die Kallusbildung wesentlich anzuregen vermag. Der zeitliche Ablauf der Kallusbildung ist im Vergleich zur Kontrollgruppe nicht verspätet.

Bei den Versuchen über den Einfluß von Niederfrequenz auf das Kallusgewebe wurden folgende Geräte benutzt: Anregung der Vibration durch einen Niederfrequenzgenerator (RC-Generator), der einen Leistungsverstärker speist. Durch diesen konnte die benötigte Frequenz geändert und der Vibrationserzeuger – ein sogenannter Rütteltisch – zur Vibration angeregt werden. Die Kontrolle der erzeugten Frequenz sowie der Beschleunigung wurde mit dem Beschleunigungsaufnehmer KD 1 der Firma Metra-Radebeul und einem Oszillographen durchgeführt. Mit der beschriebenen Apparatur konnten bei gleichen Bedingungen Schwingungen bis zu 20 kHz erzeugt werden. Dabei wurde gleichzeitig die Frage geklärt, ob der Wirkungsmechanismus auf die hohe Beschleunigung oder auf die große Amplitude (auch Weg genannt) zurückzuführen ist.

Die Niederfrequenzen zeichnen sich durch kleine Beschleunigung bei großer Amplitude aus, während die Ultraschallfrequenz eine enorm hohe Beschleunigung mit sehr kleiner Amplitude aufweist. Es kommt also auf die mittleren Frequenzen in der Wirkungsweise gar nicht an. Die Beschleunigung bei den Niederfrequenzen variiert zwischen 50 und 500 m/s^2. Bei der Ultraschallfrequenz beträgt die Beschleunigung 1400 m/s^2. Die Amplitude weist ähnliche Differenzen auf. Sie beträgt bei 500 Hz 5,07 · 10^{-3} mm, während der Weg bei 800 kHz 0,555 · 10^{-6} mm beträgt. Bei 7000 Hz findet sich ein Weg von 0,232 · 10^{-3} mm (also ein schon wesentlich kleinerer Wert bei relativ hoher Frequenz).

Um eine gewisse Variabilität im Niederfrequenzbereich zu erhalten, wurden verschiedene Frequenzen in ungefähr geometrischer Reihe gewählt. Die geometrische Reihe ist bei derartigen Untersuchungen in der Technik üblich. Die Beschleunigung wurde nur bei einer Untersuchung wesentlich geändert, so daß wir über die Rolle der Beschleunigung keine größere Aussage machen können. Bezüglich der Dosis sind Werte unter 1 W/cm² errechnet worden.

Folgende Schwingungen wurden angewendet:

Frequenz   Beschleunigung
a)   100 Hz   60 m/s²
b)   500 Hz   50 m/s²
c)   2500 Hz   75 m/s²
d)   7000 Hz   500 m/s²
e) 15000 Hz   50 m/s²

Zu a): Im Vergleich zur Kontrollgruppe ist klinisch und röntgenologisch eine bessere Kallusbildung nachweisbar. Auch histologisch ist die Qualität des Kallusgewebes besser. Ein positiver Einfluß der angewandten Frequenz kann festgestellt werden.

Zu b) und c): In der Frequenz von 500–2500 Hz mit kleiner Beschleunigung ist ein positiver Einfluß auf die Kallusbildung zu verzeichnen. Die Qualität des Kallus mit reichlich Osteoblasten, Kalkablagerungen, chondromatösen und desmogenen Elementen entspricht einem späten Stadium der Knochenheilung.

Zu d): Bei der Frequenz von 7 kHz ist die bisher günstigste Beeinflussung des Kallusgewebes zu schnellerem Wachstum und Umbau eingetreten. Im Vergleich zu anderen Frequenzen und der Kontrollgruppe ist die Frakturheilung hier am weitesten fortgeschritten und teilweise abgeschlossen.

Zu e): Im Vergleich zur Kontrollgruppe ist eine gute Kallusbildung nachweisbar, die jedoch in der Qualität und Ausheilung nicht so zum Ausdruck kommt wie in der Gruppe d.

Bei der Anwendung von Hochfrequenz ist ein Ultraschallgerät mit der Frequenz von 800 kHz benutzt worden (kleiner Schallkopf: abstrahlende Fläche 1,4 cm²). Jahre später haben wir diese Versuche mit einem niederfrequenten Ultraschallgerät, Frequenz 40 kHz, nachvollzogen. Es gab dabei keinen Unterschied der Befunde, die Ursachen dafür sind in Kap. 5.4 dargelegt.

Die Kallusbildung der mit Ultraschall behandelten Tiere ist hinsichtlich der Reife des Gewebes im Vergleich zu allen anderen Gruppen am weitesten

---

Abb. 34 a, b. Kaninchentibia 3 Wochen nach Osteotomie und stabiler Osteosynthese. **a** Keine Ultraschallanwendung: Röntgenologisch ist kein Kallusgewebe nachweisbar. **b** Behandlung mit Ultraschall. Behandlungsrhythmus, -dauer und Intensität sind durch Vorversuche optimiert worden. Die Fraktur ist röntgenologisch verheilt

Abb. 35. **a** Lupenaufnahme des Präparates der Abb. 34a. Die Frakturfragmente sind teilweise mit fibroplastischen und chondromatösen Elementen überbrückt. Endostal keine Gewebsreaktion, Bruchspalt breit sichtbar. **b** Lupenaufnahme des Präparates der Abb. 34b. Kallusbildung parostal und endostal. Der Frakturspalt ist durchgebaut

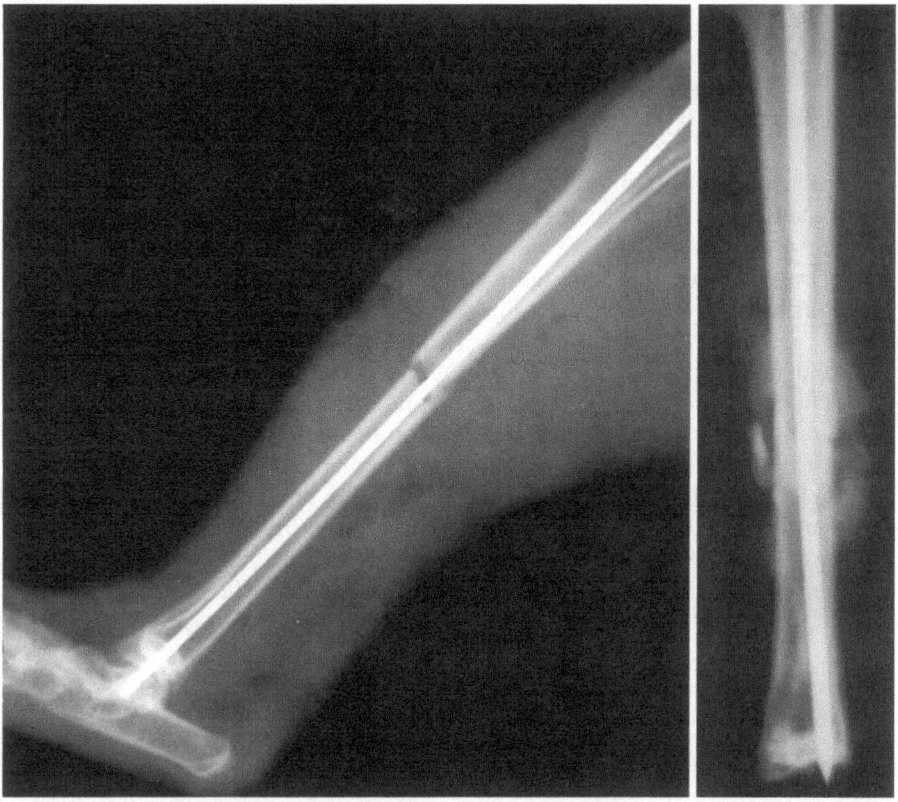

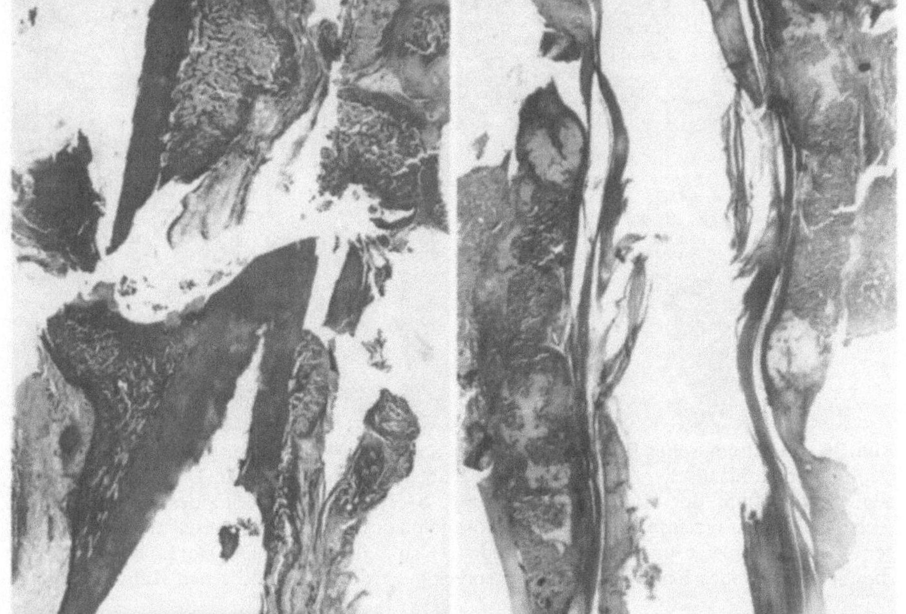

34

35

vorangeschritten. Die Frakturen imponieren klinisch und röntgenologisch als abgeheilt. Der eindeutig positive Einfluß von Ultraschall kann hier herausgestellt werden, wobei es keine graduellen Differenzierungen bei der Energiemenge 0,1 und 1,0 W/cm² gibt.

Bei genügender Ruhigstellung einer Fraktur kommt es nach 3–5 Tagen zur Organisation des Bruchhämatoms. Das einschießende Mesenchym mit seiner pluripotenten Differenzierungsfähigkeit läßt sich auf verschiedene mechanische Art zu schnellerem Wachstum anregen. Der mechanische Reiz in Form von schwachdosierten Schwingungen läßt die Proliferationspotenz des noch nicht differenzierten jungen Kallusgewebes besonders zur Entfaltung kommen.

Bei der Anwendung von Niederfrequenz ist die Entwicklung des Kallusgewebes in gewisser Relation zu der angewandten Frequenz zu sehen. Der positive Effekt ist in allen Frequenzbereichen zu sehen, unabhängig davon, ob die Fragmente stabil fixiert oder nur locker zusammengehalten werden. Schon bei 100 Hz ist die Kallusbildung auffallend besser, um dann qualitativ bei höheren Frequenzen zuzunehmen. Die Kallusverbesserung, röntgenologisch und histologisch, ist im untersuchten Bereich völlig frequenzabhängig. Je höher die Frequenz, desto besser die Kallusbildung. Unsere Versuche zeigen weiter, daß

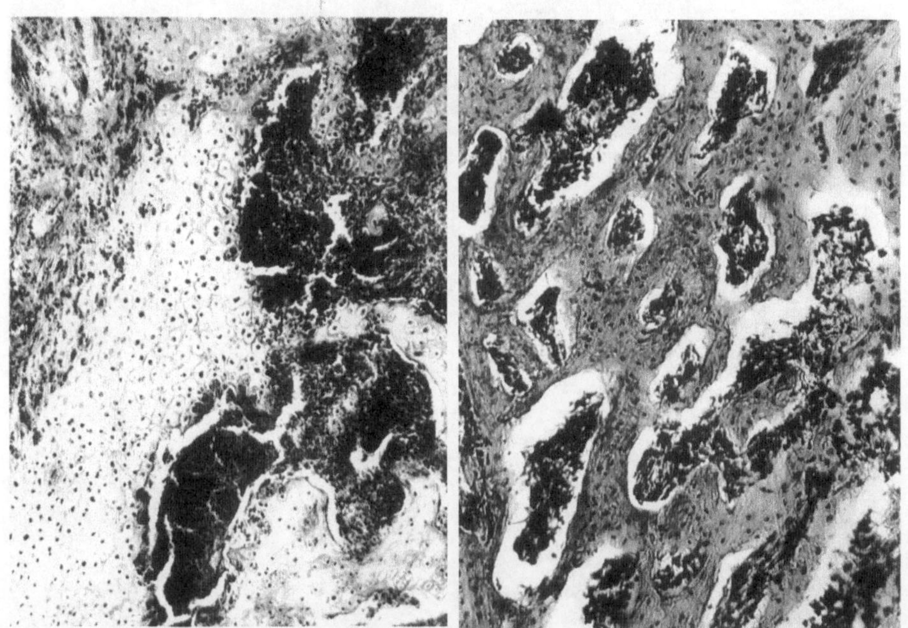

a   b

Abb. 36. a Histologisches Bild des Präparates der Abb. 34 a. Es überwiegt Granulationsgewebe mit fibroblastischen Elementen und Knorpelzelleinlagerungen. Das Bild entspricht dem Frühstadium der Kallusdifferenzierung. **b** Histologisches Bild des Präparates der Abb. 34 b. Neben vereinzelten chondromatösen und desmogenen Gewebselementen überwiegen Osteoblastenzüge und kapillargebundene Osteoidbälkchen. Die starke Kalzifizierung spricht für gesundes Knochengewebe entsprechend einer abgeschlossenen Kallusbildung

der Beschleunigung in der Beeinflussung des Gewebswachstums eine große Rolle zukommt. Während bei steigender Frequenz und gleichbleibender Beschleunigung die Qualität des Kallus röntgenologisch und histologisch langsam, aber stetig zunimmt, bewirkt eine schnellere Beschleunigung (z. B. 7 kHz mit 500 m/s^2 oder 800 kHz mit 1400 m/s^2) eine auffallend schnellere und auch wesentlich differenziertere Kallusbildung, so daß die Qualität der Kallusbildung bei 7 kHz der des Ultraschalls gleichzusetzen ist.

Daraus möchten wir die Feststellung ableiten, daß der Größe der Beschleunigung mit ihrer Möglichkeit des Angreifens an jeder Zelle die ausschlaggebende Rolle bei der Kallusanregung zukommt (Abb. 34–36).

In der Wirkungsweise ist die Hochfrequenz in Form des Ultraschalls der Niederfrequenz in Form der Vibration eindeutig überlegen. In allen Fällen zeigt die Kallusbildung röntgenologisch, klinisch und histologisch ein Abheilen der Fraktur, unabhängig von der postoperativ bestandenen Stabilität der Fragmente. Die Wirkungsweise und die Charakteristik der Ultraschallenergie sind also von wesentlicher Bedeutung. Was ist eigentlich Ultraschall?

5 Was ist Ultraschall?

Schallfrequenzen oberhalb der Hörgrenze des menschlichen Ohres nennt man Ultraschall. Das betrifft Schallschwingungen von 20 kHz aufwärts. In der Praxis haben die magnetostriktiven und piezoelektrischen Ultraschallgeber die größte Bedeutung. Während beim magnetostriktiven Effekt eine Längenveränderung von Metallstäben durch magnetische Energie erzeugt und durch diese Magnetostriktion Ultraschall hervorgerufen wird, kommt es beim piezoelektrischen Effekt zu einer Umformung hochfrequenter elektrischer Schwingungen in intensive mechanische Schwingungen. Bei unseren Therapiegeräten kommt das reziproke piezoelektrische Prinzip zur Anwendung.

5.1 Physikalische Parameter

Die Wellenlängen des Ultraschalls sind sehr klein. Dadurch lassen sie sich leicht bündeln und gerichtet ausstrahlen. Messungen von Schallgeschwindigkeit und Schallabsorption können auf kleinstem Raum vorgenommen werden. Man kann eine hohe Intensität mit großer Energieübertragung erzeugen. Der Wellenbereich des Ultraschalls bei 800 kHz beträgt in der Luft 1,6 cm bis $0,3 \cdot 10^{-4}$ cm; in Flüssigkeiten von 6 cm bis $1,2 \cdot 10^{-4}$ cm und in festen Stoffen von 20 cm bis $4 \cdot 10^{-4}$ cm. Diese kurzen Wellenbereiche garantieren ein Angreifen in jedem Molekül und jeder Zelle.

Schall- und Ultraschallwellen werden im Gegensatz zu Licht- und elektromagnetischen Wellen als Longitudinalschwingungen bezeichnet. Dabei verbleibt jedes Teilchen eines beschallten Mediums im Mittelpunkt seines Ruheortes. Es findet also ein Energietransport durch die wechselnden Druckzustände statt.

Die Fortpflanzungsgeschwindigkeit ist eine Materialkonstante und beträgt für das menschliche Gewebe im Durchschnitt 1500 m/s. Die Schwingungsdauer ist abhängig von der Frequenz und beträgt bei unseren Therapiegeräten ungefähr eine µs (800 kHz). Die Ultraschallfrequenz von 800 kHz hat sich z. Z. als optimal erwiesen und wird heute im allgemeinen bei den Behandlungsgeräten angewendet. Durch Multiplikation von Wellenlänge mit der Frequenz wird die Fortpflanzungsgeschwindigkeit errechnet. Die Wellenlänge beträgt bei 800 kHz 1,87 mm. Die Energieübertragung hängt von der eingestrahlten Schallenergie, gemessen in W/s und cm^2, ab und wird Schallintensität genannt.

Diese Schallintensität stellt eine fundamentale Größe in der Ultraschallbehandlung dar und ist für den Wirkungsmechanismus ausschlaggebend.

Die Teilchenauslenkung im Rahmen der Ultraschallwelle ist sehr gering, von der Schallintensität abhängig und beträgt bei 2 W/cm² und 800 kHz nur 0,3 µm, so daß Verschiebungen in einer Zelle nur 1% ihres Durchmessers ausmachen. Die Schallschnelle (Geschwindigkeit der hin- und herpendelnden Masseteilchen) ist frequenzunabhängig und beträgt bei 2 W/cm² 16,5 cm/s. Bei der hohen Frequenz des Ultraschalls sind die schwingenden Masseteilchen gezwungen, abhängig von der Frequenz die Schwingungsrichtung zu wechseln (800000/s). Das ist nur mit Hilfe einer enormen Teilchenbeschleunigung möglich. Die Teilchenbeschleunigung stellt eine große Kraftwirkung im Gewebe mit wichtigen Wirkungskomponenten dar.

Die Druckdifferenz zwischen den durch die Teilchenauslenkung bewegten Masseteilchen (Druckgefälle) ist direkt meßbar, hängt von der Teilchenbeschleunigung und Dichte des Gewebes ab und beträgt im menschlichen Gewebe 8,4 at/mm (bei 2 W/cm² und 800 kHz). Das bedeutet für jede Zelle einen Druck von 0,17 at. Dieser Druck tritt bei jeder Schwingung einmal als Über- und einmal als Unterdruck auf. Daher die Bezeichnung „innere Gewebsmassage".

Eine frequenzunabhängige Größe stellt der Schallwechseldruck dar, welcher aus der Summe der Druckfälle besteht und dann in Erscheinung tritt, wenn die Schallwelle im homogenen Medium auf andere Gewebsschichten stößt (z. B. Muskel-Knochen-Grenze). Die dabei auftretenden Reflexionen der Schallwelle lösen den Schallwechseldruck aus.

Durch den Energietransport der Ultraschallwelle entsteht Wärme, die aufgrund der Absorption zustande kommt. Der Absorptionskoeffizient (Intensitätsabnahme pro Millimeter Gewebstiefe) ist bei hohen Frequenzen höher und abhängig vom beschallten Medium. So beträgt z. B. nach Pohlmann der Absorptionskoeffizient bei 800 kHz in der Muskulatur in vivo 0,33; im Fettgewebe 0,21. Bei der Beschallung eines inhomogenen Mediums kann es durch die unterschiedliche Gewebsbeschaffenheit zur Reflexion der Schallwelle kommen, oder die Welle wird gebrochen. Das Phänomen der stehenden Welle (Überlagerung der einfallenden mit der reflektierten Welle) kommt bei totaler Reflexion zustande. Dadurch können sich die Maximalwerte der Vibration um fast 100% erhöhen. Es kommt zu einer dynamischen Verteilung der Teilchenverschiebung. Alle Teilchen im Wellenbereich sind in Bewegung. Diese relative Verschiebung gegenüber den Nachbarteilchen wird als Auslenkungsgradient bezeichnet und beträgt bei 800 kHz und 2 W/cm² für eine Zelle 3,3 nm.

Abhängig von der eingestrahlten Intensität gemessen in W/cm², der Beschallungsdauer in Minuten, der Schallfrequenz in kHz, der Größe des Schallkopfes in cm², der Applikationstechnik (Unterschiede in der Schallübertragung durch Wasser, Öle usw. sowie starrem oder bewegtem Schallabgeber), der Strahlungsart (Gleich- oder Impulsschall), der Gewebsbeschaffenheit, von Reflexionen an Grenzschichten, vom Auftreten von stehenden Wellen und nicht zuletzt von den Temperatur- und Kühlverhältnissen, dem Krankheitsstadium und den biologischen Merkmalen des Mediums können sehr unterschiedliche

Resultate im Experiment und in der Behandlung erzielt werden. Dadurch sind auch die stark differierenden Ergebnisse in der Literatur des 1. Nachkriegs- dezenniums erklärbar.

Als Gleichschall bezeichnet man die nicht unterbrochene Longitudinal- welle des Ultraschalls. Die eingestrahlte Ultraschallenergie wirkt also kontinu- ierlich auf das beschallte Medium. Dies führt zu einer Dauerbeanspruchung des Gewebes, es gibt keine Pausen der sogenannten „inneren Gewebsmas- sage". Deshalb ist man von rein statischen Beschallungen abgekommen und führt den Schallkopf gleitend in langsamer Fortbewegung über verschiedene Areale. – Die größere Zahl der Behandlungen wird mit Gleichschall durchge- führt. Obwohl es bei der Übertragung der Ultraschallenergie (solange keine stehenden Wellen eintreten) keine Kumulation gibt, können gewisse Nachteile durch höhere Dosierung eintreten. Vor allem ist die Wärmeeinwirkung stärker ausgeprägt. Um sie klein zu halten, das Gewebe nicht zu überfordern, also gewisse Erholungspausen einlegen zu können, haben wir die Möglichkeit, mit Impulsschall zu arbeiten.

5.2 Charakteristik der Ultraschalltherapie

Die Ultraschalltherapie gehört seit Jahrzehnten zu einem festen Bestandteil der Physiotherapie. Die Wirkungsweise der Ultraschallenergie auf den Orga- nismus ist als Komplexgeschehen aufzufassen. Die erzielten Effekte sind loka- ler und allgemeiner Natur (mit Sofort- und Spätwirkung) und so vielgestaltig, daß die genaue Analyse zwischen eingestrahlter Energie und erhaltenen Resul- taten große Schwierigkeiten bereitet. Gewisse Wirkungsmechanismen sind uns bekannt, andere lassen sich vermuten. Es ist nicht ausgeschlossen, daß wir eine Reihe von Effekten noch nicht kennen. Der Wirkungsmechanismus ist weitge- hend von Intensität, Frequenz, Beschallungszeit, Schallfeld, Gewebsart und -stärke sowie biologischen Varianten abhängig. Die Intensität ist jedoch domi- nierend.

Wiedau u. Röher (1963) sprechen von einer Primär- und Sekundärwir- kung. Die Autoren verstehen unter Primärwirkung die unmittelbaren physika- lischen und chemischen Veränderungen im Schallfeld. Diese Wirkungsformen sind lokal begrenzt und teilweise meßbar. Im Gegensatz dazu gehören Sekun- därwirkungen zu Allgemeinreaktionen des Organismus, die auf gefäß- und neurovegetativer Basis entstehen, also „aufgrund der spezifischen Eigenschaf- ten des lebenden Organismus ausgelöst werden".

5.3 Ultraschallarten

Nach dem heutigen Wissensstand unterscheiden wir in der Therapie 3 Arten von Ultraschall. Die Differenzierung hängt ab von der Intensität und der Frequenz:
a) Hochfrequenter Ultraschall. Anwendung bei allen Therapiegeräten der

Physiotherapie, Frequenzbereich 800–1500 kHz mit Intensitäten von 0,05–3,0 W/cm².
b) Niederfrequenter Ultraschall. Anwendung in der Stomatologie zur Zahnsteinentfernung, in der Technik zur Säuberung von Feinmechanik. In letzter Zeit in der Humanmedizin zur Behandlung von Ulzerationen, Durchblutungsstörungen, lokalen Infektionen und zur Stimulierung der Knochenbruchheilung. Frequenzbereich 40 kHz mit Intensitäten von 40–80 W/cm².
c) Leistungsultraschall. Anwendung in der operativen Medizin zum Trennen und Schweißen von Geweben (Weichteile und Knochen). Frequenzbereich 20–40 kHz, Intensität 100–200 W/cm².

5.4 Wirkungsmechanismen

An den Anfang der Betrachtung möchten wir die mechanische Wirkung stellen, die aufgrund der eingestrahlten mechanischen Energie sicher im Vordergrund steht. Wie schon angeführt, kommt es durch die Longitudinalwellen zu einem Druckgefälle in den einzelnen Zellen. Durch Zug- und Druckwirkung, die unmittelbar im Schallfeld entsteht, werden Zellelemente im Sinne des Massierens in Bewegung gebracht. Daher scheint uns die Bezeichnung „innere Gewebsmassage" zutreffend für die mechanische Ultraschallwirkung zu sein. Diese innere Gewebsmassage kann unterschiedlich intensiv gestaltet werden. Bei therapeutischer Dosierung mit kleiner Intensität wird ein kleiner Reiz im Gewebe gesetzt, wobei die Reaktion der beschallten Region oder des gesamten Organismus verschieden sein kann. Nachteilige Folgen für die beschallten Gewebsverbände ergeben sich nicht. Wird nun die Dosierung erhöht und ab 10 W/cm² noch weiter gesteigert (Leistungsultraschall), treten zwar nicht gleich organische Veränderungen der Zellen während der Behandlung auf, aber die einsetzende Kavitation ist zu beachten. Größere Energiemengen bewirken Schäden der Zellverbände oder gar einzelner Organe. Diese Sekundärschäden sind irreversibel, bei Weichteilen histologisch nachweisbar, beim Knochengewebe röntgenologisch erfaßbar. Wir haben es also abhängig von der Intensität mit 2 konträren Wirkungsmechanismen zu tun: innere Gewebsmassage bei kleinster Dosierung mit kleinen Reizen, dadurch Förderung des Zellstoffwechsels, der Regeneration, Durchblutung und bessere Sauerstoffversorgung einerseits; andererseits bei hoher Dosierung Gewebszerstörung bis hin zur Ausschaltung kleiner Organe. Für die Praxis sind also Intensitäten von 0,05–2,0 W/cm² bei der üblichen konservativen Ultraschalltherapie sowie von 100–200 W/cm² bei gewissen chirurgischen Indikationen von Bedeutung.

Niederfrequenter Ultraschall – prinzipiell in einer Wasserwanne appliziert, mit oder ohne Medikamentenzusatz – erzeugt den gleichen Wirkungsmechanismus im Gewebe wie der hochfrequente Ultraschall. Das konnten wir eindeutig nachweisen: Der niederfrequente Ultraschall besitzt eine sehr lange Wellenlänge mit hoher Energiemenge. Diese langen Wellen werden bei Kontakt mit dem zu behandelnden Medium gebrochen, an der Grenzlinie entsteht

Kavitation. Dadurch wird pathologisches Gewebe (bei Ulzerationen) schmerzfrei entfernt, die Massagewirkung verbessert die Mikrozirkulation (erhöhter pO_2 transkutan nachweisbar). Bakterien und Pilze werden zerstört. Ein geringer Teil der Ultraschallenergie dringt in das Gewebe ein ($0,1-0,3$ W/cm^2) und entwickelt die von der Hochfrequenz her bekannten Mechanismen. Deshalb eignet sich der niederfrequente Ultraschall auch zur Stimulierung der Frakturheilung, wobei folgende Vorteile dieser Therapieart hervorgehoben werden sollen: Neben der Stimulierung werden Durchblutung und Sauerstoffversorgung des betroffenen Körperabschnittes verbessert, lokale Infektionen oder Ulzerationen beseitigt und Medikamente lassen sich transkutan einbringen.

Wie die mechanische Wirkung ist die Wärmewirkung beim Ultraschall eine fundamentale Größe. Nach dem Prinzip „Wo Bewegung, da Wärme" entsteht der thermische Effekt durch die Masseteilchen der Zelle, die abwechselnd zusammengedrückt und auseinandergezogen werden. Es kommt hierbei zu einer Umwandlung von Bewegungsenergie in Körperwärme. Die Intensität der eingestrahlten Energie nimmt durch Absorption bei zunehmender Gewebstiefe rapide ab. Eine gewisse Wechselwirkung zwischen mechanischen und thermischen Effekten kommt zustande und kann durch den Absorptionskoeffizienten bestimmt werden. Dieser Absorptionskoeffizient ist gewebsspezifisch und zeigt uns, wieviel mechanische Energie bei zunehmender Tiefe in den verschiedenen Geweben umgesetzt wird, also durch Wärmeentwicklung verloren geht. Die Wärmeeinwirkung ist wieder von der Intensität abhängig und spielt bei kleiner Dosierung keine große Rolle, während schon bei Dosen von $2-5$ W/cm^2 eine starke Wärmeentwicklung entsteht. Unseren Untersuchungen zufolge kommt der Wärmeentwicklung bei einer Dosierung von 0,1 W/ cm^2 keine große Bedeutung zu.

In der Literatur erwähnt Kihn (1956), daß nach Anwendung von therapeutischen Dosen kein Temperaturanstieg der beschallten Haut festzustellen war. Die Dosierung betrug 1 W/cm^2. Kihn (1956) konnte nachweisen, daß es nach Ultraschallbehandlung zu einer beschleunigten Sauerstoffdiffusion (ohne Temperaturanstieg) im beschallten Gewebe kommt. Seiner Auffassung, daß ein Ultraschallreiz innerhalb therapeutischer Breiten zu einer Auflockerung der Zellmembranen und damit zu gesteigerten Stoffwechselvorgängen in der Zelle selbst führt, ohne daß gleichzeitig eine Änderung der Hautdurchblutung stattzufinden braucht, entsprechen auch die zahlreichen Beobachtungen anderer Autoren (Nödl 1949; Lehmann et al. 1967; Baumann u. Presch 1950 u. a.).

Als weitere Wirkungskomponente wäre die physikochemische zu nennen. Da die chemische Wirkung oft mit dem Begriff der Kavitation verbunden wird, soll hier kurz darauf eingegangen werden: Durch die große Zugwirkung der Ultraschallwellen können gashaltige Hohlräume momentan dilatiert oder aufgerissen werden. Dieses Phänomen nennt man Kavitation. Es kommt bei Einstrahlung großer Ultraschallenergie (ab 10 W/cm^2) zustande und kann beim Leistungsultraschall irreversible Schäden hinterlassen. Bei therapeutischer Dosierung entstehen nur kleine Bläschen ohne Schaden für das beschallte Medium. Im lebenden Gewebe spielt die Kavitation bei niedriger

Dosierung keine Rolle (Wiedau u. Röher 1963). Diese Autoren meinen, daß „die Festigkeit der makroskopischen Zellstruktur, die Zähigkeit der Gewebsflüssigkeit sowie die Frequenz- und Intensitätsabhängigkeit gegen das Auftreten der Kavitation sprechen".

Gewisse chemische Reaktionsabläufe gelten heute als bewiesen. Dazu gehört die Diffusionsfähigkeit verschiedener Substanzen durch Membranen oder durch die intakte Haut. Änderungen vom Gel- und Solzustand sind durch Ultraschall zu erreichen. Die Leitfähigkeit elektrolytischer Lösungen nimmt zu, Oxydationprozesse werden ausgelöst, chemische Reaktionen laufen wie unter katalytischen Bedingungen ab. Dazu kommt eine gewisse Verschiebung des pH-Gehaltes in Richtung der Alkalisierung. Auch das Freisetzen gewisser pharmakologischer Substanzen sowie die beschleunigte Flüssigkeitsaufnahme im Gewebe gehören dazu.

Neben den mechanischen, thermischen und chemischen Wirkungsweisen, die übrigens auch als Komplexgeschehen aufgefaßt werden müssen, nie isoliert voneinander auftreten und keine Priorität für sich beanspruchen dürfen, muß die Reaktionsweise isolierter Organe sowie des gesamten Organismus herausgestellt werden. Diese Reaktion möchten wir als biologische Wirkungsweise bezeichnen. Sie entspricht der Summe obiger Wirkungsmechanismen sowie vielleicht noch anderer, bisher unbekannter Faktoren und kommt auf dem Wege eines neurohumoralen Zusammenspiels zustande. Dabei muß die Wirkung auf die Nervenendplatten besonders hervorgehoben werden. – Die biologische Wirkungsweise ist für die Praxis von ausschlaggebender Bedeutung und stellt die Grundlage des therapeutischen Vorgehens dar. Jede Änderung der physikalischen Parameter wie Frequenz, Intensität, Beschallungsdauer zieht Veränderungen der mechanischen, thermischen und chemischen Wirkungsweise nach sich und bedingt eine veränderte biologische Reaktion. Dieser biologische Wirkungsmechanismus kann auch als Einwirkung auf den Gesamtorganismus aufgefaßt werden: Das entspräche den bisher beschriebenen Therapieeffekten, den eigenen Erfahrungen sowie dem Grundsatz, den Organismus immer als Ganzes zu betrachten.

Hier steht die Beeinflussung des Vegetativums im Vordergrund. Schliephake (1949) und Kohlrausch (1955) konnten den Einfluß von Vibration auf das vegetative Nervensystem nachweisen. Weiter zu nennen wären Chronaxiemessungen, elektromyographische Untersuchungen, thermische Messungen der Endstrombahn durch Otto (1955) sowie Untersuchungen zur Freisetzung von Azetylcholin und Histamin im Gewebe (Busnel et al. 1954). Die Beeinflussungsmechanismen verlaufen über kutiviszerale und zerebrospinale Wege und lassen sich durch Funktionsänderungen innerer Organe, z.B. des Magens, nachweisen (Wiedau u. Röher 1963).

Nach Pospisilova (1973) kann Ultraschall komplex den Bindegewebsstoffwechsel in vivo beeinflussen: Er beschleunigt die Entstehung spezifischer Zellen, beeinflußt den Stoffwechsel der Polysaccharide, gleicht homöostatisch den Kollagenstoffwechsel in der Synthesephase aus, er greift aber auch in den Kollagenzerfall ein (wahrscheinlich durch Kollagenaseaktivierung).

Diese komplexen Wirkungsmechanismen hat Kihn (1956) mit einer unspezifischen Reizwirkung verglichen. Nach Wiedau u. Röher (1963) kommt es zu einer Umstimmung des Vegetativums im Sinne der Sedierung. Dabei wird die zentrale dämpfende Wirkung auf gewisse Tonuszentren herausgestellt. Wiedau u. Röher (1963) erwähnen weiter den spasmolytischen Einfluß auf Verkrampfungen, die dämpfende Wirkung auf sympathische Nervenbahnen als Träger des Schmerzes sowie die Auflockerung der Muskulatur. Der Hauptansatzpunkt scheint vorrangig an den Nervenendplatten zu liegen.

5.5 Der piezoelektrische Effekt am Knochen

Auf einen weiteren Wirkungsmechanismus der Ultraschallenergie soll besonders hingewiesen werden. Es handelt sich dabei um den Nachweis elektrischer Potentiale am Knochen als Gewebe. Diese Potentiale, die physiologisch immer vorhanden sind, werden durch das Einwirken der Ultraschallenergie potenziert. Diese Tatsache besitzt fundamentale Bedeutung für die Stimulation des Knochengewebes. Dadurch kann erklärt werden, daß die Stimulierung des Frakturheilvorganges durch elektrischen Strom (Elektrostimulation) oder durch Ultraschallanwendung (Ultraschallstimulation) keine konkurrierenden, sondern Verfahren mit gleichem Wirkungsprinzip sind. Ob nun elektrische oder Ultraschallenergie zur Frakturstimulierung angewandt wird, ist im Prinzip von sekundärer Bedeutung. Doch gibt es bei der Anwendung des Ultraschalls zweifelsohne Vorteile: Ultraschallgeräte sind überall vorhanden, variabel einsetzbar; die Behandlung ist einfach, komplikationslos.

Friedenberg u. Kohanin (1968) fanden am lebenden, unbelasteten Knochen eine permanente elektrische Gleichstrompolarisierung, die abhängig von der Aktivität der Knochenzellen ist – Knochenbereiche mit großer Zellaktivität (Metaphysen) verhalten sich zu Bezirken mit geringerem Knochenstoffwechsel (Diaphysen) elektronegativ. Das Knochengrundpotential, das beim Durchfluß des elektrisch geladenen Blutes durch den Knochen entsteht, beträgt an der Knochenoberfläche beim Kaninchen 1–15 mV (Weigert 1978, Schellnak et al. 1979).

Die von Fukada u. Yasuda 1957 entdeckten piezoelektrischen Eigenschaften des Knochens besagen, daß im Knochen elektrische Spannungen auftreten, wenn er unter wechselnden mechanischen Zug oder Druck, unter Scherung oder Torsion gebracht wird. Es bilden sich bei mechanischer Deformierung des Knochens an den Enden seiner elektrischen Achse 2 entgegengesetzte elektrische Ladungen aus. Orte mit Kompressionsbeanspruchung haben negative, Orte mit Zugbeanspruchung positive Polarisation. Pawluk u. Basset stellten 1970 die Reaktion auf Gleichstrom fest. Basset (1965), Cieszynski (1973), Lechner (1976) und Becker u. Bachmann (1965) sind der Auffassung, daß Piezoelektrizität gebildet wird, indem mechanisch eine Scherwirkung der Fibrillen und Kollagenfasern mit einer Deformierung der molekularen Wasserstoffbindungen den Effekt auslöst. Die meßbare Spannung beträgt 0,5–3 mV. Die Spannung ist dem Grad der Deformierung proportional (Kraus 1978).

Neben dem negativen Potentialmaximum in der Frakturregion kommt es im gesamten betroffenen Knochen zu einer relativen Zunahme der Elektronegativität (Kraus 1974; Weigert 1978). Die Fraktur-, Verletzungs- oder Streßpotentiale sind mit größter Wahrscheinlichkeit auf metabolische und physikochemische Reaktionen zurückzuführen. Sicher sind auch Auswirkungen des Frakturhämatoms mit lokaler pH-Änderung mitbeteiligt.

Wir konnten folgendes nachweisen: In Hexobarbitalnarkose erfolgte in Rükkenlage der Kaninchen die Freilegung des Planum cutaneum im mittleren Drittel der Tibia. Zwei nichtpolarisierte Silberchloridelektroden wurden auf die plane, periostfreie Tibiaoberfläche mit Hilfe von Perlonfäden fixiert. Die mit 0,9%iger NaCl-Lösung benetzten Elektroden hatten eine 0,75 cm^2 große Kontaktfläche mit der Tibiakortikalis. Der Elektrodenabstand betrug 50 mm. Die beiden Meßelektroden wurden durch abgeschirmte Litzen mit dem Voltmeter verbunden. Die Messung des Grundpotentials, des ohmschen Widerstandes und der Spannungs- sowie der Widerstandsänderung während der Beschallung wurde mit dem Digitalvoltmeter G-1001.500 (VEB Funkwerk Erfurt) durchgeführt. Versuchstier und Digitalvoltmeter wurden geerdet. Nach der Messung des Grundpotentials und des ohmschen Widerstandes wurde der Unterschenkel über dem Fell des Schienbeinkopfes beschallt. Die Spannungsmessung erfolgte bei 11 Kaninchen. Die Meßergebnisse sind in Tabelle 2 dargestellt.

Der Anstieg des Gleichstrompotentials an der frakturierten Tibia ist 8 s nach Beginn der Beschallung feststellbar. Der Potentialzuwachs erreicht nach 21 s den Höchstwert. Das erreichte Potentialmaximum bleibt während der Beschallung konstant. Die Spannung sinkt 9 s nach Abschaltung der Ultraschallintensität wieder auf den Ausgangswert ab. Wir beschallten 3 min. – Auch bei längerer Beschallungszeit wurde der gleiche Potentialzuwachs um den Mittelwert 0,9 mV ermittelt. Nach Erhöhung der Schallintensitäten bis 1 W/cm^2 blieb der Potentialzuwachs von 0,9 mV konstant, während der ohm-

Tabelle 2. Piezoelektrischer Effekt am Knochen, Kaninchentibia, mit und ohne Fraktur; ohne und mit Ultraschall (s. 6.3)

Grundpotential ohne Fraktur [in mV]	$\bar{x}$	s
Ohne Ultraschall (US)	−11,4	0,6
Mit US 0,2 W/cm^2	−11,7	0,7
Fraktur ohne US 21. Tag	−12,5	0,4
Fraktur mit US 0,2 W/cm^2	−13,4	0,4

Ohmscher Widerstand ohne Fraktur [in $\Omega \cdot$ mm]	$\bar{x}$	s
Ohne US	5,8	0,45
Mit US 0,2 W/cm^2	5,5	0,51
Fraktur ohne US 21. Tag	5,43	0,4
Fraktur mit US 0,2 W/cm^2	5,19	0,4

sche Widerstand um 0,2 Ω absank. Der Potentialanstieg während der Beschallung mit Ultraschall ließ sich ständig reproduzieren.

Aufgrund des erhöhten Gleichstrompotentials ist eine elektrochemische Stimulierung besonders der pluripotenten Mesenchymzellen und der konstruktiven Zellreihe der Osteoblasten zu erwarten.

Die Impedanzmessung

In diesem Zusammenhang ist die Messung der elektrischen Impedanz des Kallusgewebes von Interesse. Der Zustand von Membranen im Gewebeverband läßt sich durch passiv-elektrische Methoden untersuchen. Dabei geht man von der Tatsache aus, daß eine biologische Membran passive elektrische Eigenschaften eines verlustbehafteten Kondensators besitzt. Bei einer Membran befindet sich zwischen 2 Proteinschichten eine Lipidschicht, die einen im Vergleich zum umgebenden Elektrolyten hohen Widerstand hat und als Dielektrikum aufgefaßt werden kann. Poren und die Eigenleitfähigkeit der Lipide führen zu einer Gleichstromleitfähigkeit durch die Membran. Nach diesen Vorstellungen entspricht den passiven elektrischen Eigenschaften der Membran eine Ersatzschaltung, die aus der Parallelschaltung eines Widerstandes R_p mit einem Kondensator C und einem Reihenwiderstand R_r besteht.

Die elektrische Impedanz einer Zellsuspension oder einer Anordnung von Membranen, wie sie im Gewebe vorkommt, stellt eine Kombination der Impedanzen der einzelnen Membranen dar. Zu beachten ist, daß in diesem Fall der elektrische Strom beim Anlegen einer entsprechenden Spannung nicht mehr senkrecht, sondern auch tangential zur Membranoberfläche fließt. Durch die Ladung auf der Membranoberfläche wird mit dem umgebauten Medium eine elektrische Doppelschicht gebildet, deren Ladungen im elektrischen Wechselfeld verschoben werden können und dadurch die Leitung in tangentialer Richtung ermöglichen.

Das elektrische Ersatzschaltbild eines zwischen 2 Elektroden befindlichen Gewebestückes ist sehr kompliziert. Es ist jedoch, da die verschiedenen Gewebsmembranen ähnliche elektrische Ersatzschaltbilder haben, durch Parallelschaltung zweier Reihenschaltungen von Kondensatoren mit 2 Widerständen zu beschreiben. Aus den gemessenen Größen der elektrischen Impedanz können Aussagen über den Funktionszustand, die Reife des Kallusgewebes und die Belastbarkeit der Fraktur gemacht werden. Deshalb ist die elektrische Impedanz während der Knochenbruchheilung der Tibiafraktur gemessen worden.

Von den 3 verschiedenen Methoden, die elektrische Impedanz zu messen, eignet sich für die Untersuchung am Knochen und Kallus die Rechteckimpulsverformung am besten. Die Messung erfolgte mit einem Bioimpedanzmeßgerät.

Wir benutzten eine Doppeleinstichmeßelektrode aus V_2A-Stahl. Der Elektrodenabstand betrug 10 mm. Die Einstichelektrode wurde 3 mm tief in den periostalen Kallus eingestochen. Die Meßoberfläche betrug 4 mm². Es

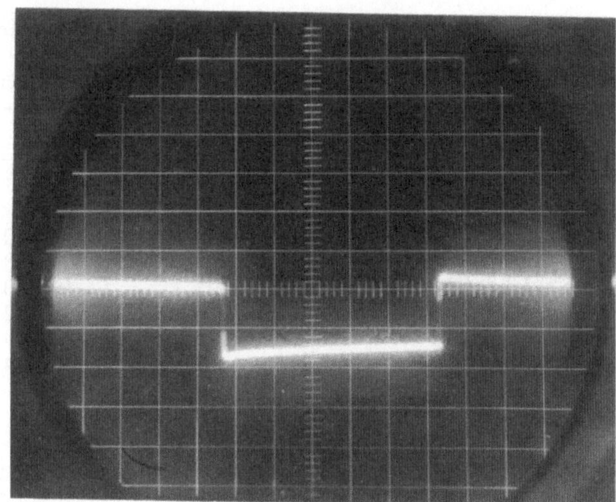

Abb. 37. Verformter Rechteckimpuls infolge des passiv-elektrischen Verhaltens im Kallusgewebe

herrschte in dem Untersuchungsraum eine konstante Temperatur von 23 °C. Die Amplitudenhöhe des eingegebenen Rechteckimpulses wurde konstant auf 25 mm Skalenwert eingestellt. Die Frequenz betrug 80 kHz. Die Verformung des durch den Kallus geleiteten Rechteckimpulses wurde am Oszillographen Typ EO 174 N aufgezeichnet und an der Millimeterskala abgelesen. Gemessen wurde die Amplitudenhöhe H und die Impulsverformungsgröße h. Diese Rechteckimpulsverformung ist in Abb. 37 dargestellt.

Für die Amplitudenhöhe H des kompakten trockenen Knochens (Kaninchentibia) fand sich nach Messungen an 40 Knochen ein Mittelwert von $\bar{x}$ 3 mm (s 1 mm). Gleichzeitig konnte die Impulsverformungsgröße h erfaßt werden mit $\bar{x}$ 1 mm (s 1 mm). Die gefundenen Meßergebnisse zeigen Tabelle 3 und 4.

In der Versuchsreihe II kam es am 21., 28. und 42. Tag zu einer signifikant geringeren Abnahme der Amplitudenhöhe H als in der Versuchsreihe I. – Die Größe h verändert sich am 21. und 28. Tag signifikant in der Versuchsreihe II.

Bei der Impedanzmessung wird der Rechteckimpuls durch das spezifisch passive elektrische Verhalten des Kallusgewebes verformt. Die H-Werte werden in Abhängigkeit vom Alter der Fraktur verändert. Je größer der Wassergehalt und je niedriger der Mineralgehalt des Kallusgewebes, um so geringer ist die Verformung des Rechteckimpulses. Zunehmende Mineralisation vermindert die elektrische Leitfähigkeit und vergrößert den kapazitiven und ohmschen Widerstand des Kallus. Die stärkste Verformung des Rechteckimpulses tritt durch die normale Knochenstruktur ein.

Zusammenfassend kann ausgesagt werden: Während der Beschallung der frakturierten Tibia kommt es zu einem Anstieg des vorliegenden Gleichstrompotentials von 0,9 ($\pm$ 0,4) mV. Der Potentialzuwachs erreicht 21 s nach Beginn der Beschallung den Höchstwert. Das erreichte Potentialmaximum bleibt während der Beschallung bestehen. Der Ausgangswert ist 9 s nach Abschaltung

Tabelle 3. Amplitudenhöhe H des Kallusgewebes während der Knochenbruchheilung (s. 6.3)

Tage post fracturam	Versuchsreihe I [mm]			Versuchsreihe II [mm]			t-Wert
	n	$\bar{x}$	s	n	$\bar{x}$	s	
7	10	13	1				
14	10	18	6				
21	10	16	3	10	22	2	5,81
28	10	12	3	15	18	2	9,33
42	16	12	2	12	10	1	3,09
70	16	10	3	14	12	1	1,97
126	17	7	3	17	9	5	2,19
168	10	4	1	10	4	1	1,93

Tabelle 4. Impulsverformungsgröße während der Frakturheilung (s. 6.2)

Tage post fracturam	Versuchsreihe I [mm]			Versuchsreihe II [mm]			t-Wert
	n	$\bar{x}$	s	n	$\bar{x}$	s	
7	10	2	1				
14	10	4	1				
21	10	2	2	10	3	2	15,81
28	15	2	2	15	3	2	8,21
42	15	2	1	15	2	1	0,00
70	12	2	1	15	2	1	1,44
126	16	1	1	16	1	1	0,29
168	10	1	1	10	1	1	0,00

der Ultraschallintensität wieder erreicht. Der Potentialanstieg läßt sich reproduzieren. Der ohmsche Widerstand des frakturierten Knochens sinkt nicht signifikant während der Beschallung ab.

Die Ultraschallwellen sind longitudinale Druckwellen. Sie verformen die im Schallfeld liegenden kollagenen Fibrillen, Kollagenfasern, Apatitkristalle und alle Zellen des Kallusgewebes. Die Umsetzung der mechanischen Energie in das deformationselektrische (d. h. piezoelektrische) Potential ist eine weitere Primärwirkung der Ultraschallwellen. Die erzeugte Piezoelektrizität wirkt durch elektrische Signale elektrochemisch stimulierend auf die osteogenen Stammzellen.

5.6 Die Ultraschalleitfähigkeit

Die Leitfähigkeit der Ultraschallenergie besitzt bei der therapeutischen Anwendung des Ultraschalls fundamentale Bedeutung. In der Physiotherapie ist die Unterwasserbehandlung mit Ultraschall bekannt. Unterschiedliche Körpermedien resorbieren die Ultraschallenergie sehr unterschiedlich. Um die

Leitfähigkeit des Knochengewebes nachzuweisen, ist folgender Versuch unternommen worden: Bei 20 Kaninchen Tibiafraktur im distalen Drittel; osteosynthetisch stabile Versorgung (Kirschner-Draht). Beschallung bei 10 Tieren ab 6. Tag post fracturam am Tibiakopf. Nach 3 Wochen waren alle 10 beschallten Frakturen fest, während bei den 10 unbeschallten Tieren klinisch Wackelbewegungen nachweisbar waren und röntgenologisch keine Konsolidierung festzustellen war.

Messungen am Versuchstier

Die Resorption der Ultraschallenergie ließ sich folgendermaßen messen: Bei 10 Kaninchen wurde der Tibiakopf beschallt (Fläche des Ultraschallstrahles 1,4 cm^2, Intensität 0,05–0,1 W/cm^2). Als Empfänger diente ein Schallkopf mit einer 1,4 cm^2 großen Aufnahmefläche. Er wurde an der dorsalen Tibiaseite, am Fuß sowie am Oberschenkel positioniert und war mit dem Oszillographen Typ EO 174 A gekoppelt. – Treffen nun Ultraschallwellen auf die Bariumtitanatkristalle im Empfängerschallkopf auf, so werden diese im Rhythmus der Ultraschallwellen deformiert. Durch den piezoelektrischen Effekt entstehen kleinste Potentialdifferenzen, die mit Hilfe des Oszillographen sichtbar gemacht und quantitativ in mV gemessen werden können.

Befunde: Ankommende Schallintensität an der Tibiabeugeseite in Abhängigkeit von der verwendeten Intensität von 0,05–0,1 W/cm^2: Tibiakopf 2–3,5%; Hüftgelenk 0,5–2%; distale Tibia 1–6%; Fußrücken 0,5–1,5%; Sprunggelenk 1–2%.

Auch bei der Umkehr der Sender-Empfänger-Plazierung werden die oben angegebenen Werte der Schallintensität empfangen. Der Ultraschall breitet sich in allen Richtungen und in alle Gewebsschichten, einschließlich Knochen und Gelenke, aus. Das Schallfeld nimmt die gesamte hintere Extremität ein.

Bei Beschallung des Oberschenkels mit 0,05 W/cm^2 auf dem Fell der Streckseite können auf der weichteilbefreiten Kortikalis der Tibiadiaphyse bei einem Strahler-Empfänger-Abstand von 12 cm noch 0,2% der eingestrahlten Intensität gemessen werden. Bei einem 20 × 20 × 10 mm großen vitalen Muskellappen und Intensitäten von 0,05, 0,2, 0,4 und 1,0 W/cm^2 beträgt die Ultraschallabsorption 60, 55, 50 und 40%.

Bei einem 20 × 20 × 20 mm großem vitalen Fell-Muskel-Knochen-Präparat und Intensität 0,05, 0,2, 0,4 und 1,0 W/cm^2 beträgt die Absorption 96, 95, 93 und 90% (Tabelle 5).

Messungen am Menschen

Bei 20 gesunden Menschen beiderlei Geschlechts im Alter zwischen 25 und 55 Jahren erfolgten von verschiedenen Punkten des Ober- und Unterarmes aus Beschallungen, die in unterschiedlicher Entfernung von diesen Punkten gemes-

Tabelle 5. Intensitätsabnahme bei einem vitalen Fell-Muskel-Knochen-Lappen (Tibia) von $2 \times 2 \times 2$ cm Größe; Beschallung Oberseite, Messung Unterseite

Intensität [W/cm²]	Ultraschallabsorption [%]	Ankommende Schallintensität [%]
0,05	96	4
0,2	95	5
0,4	93	7
1,0	90	10

sen wurden. Die abstrahlende Fläche des sendenden Ultraschallkopfes betrug 1,4 cm², die Intensität 0,05–0,7 W/cm². Als Empfänger fungierte ein Schallkopf mit 1,4 cm² großer Aufnahmefläche. Dieser Empfänger wurde mit einem Oszillographen Type EO 174 A gekoppelt, der durch den piezoelektrischen Effekt kleinste Potentialdifferenzen optisch darstellt und quantitativ in mV angibt. Diese Werte wurden auf die Intensität in W/cm² umgerechnet. – Die physikalische Grundlage des Vorganges besteht darin, daß die Ultraschallwellen des „Senders" auf die Bariumtitanatkristalle des Empfängerschallkopfes auftreffen, diese deformieren und so im Rhythmus der Ultraschallwellen den piezoelektrischen Effekt hervorrufen.

Es konnte gezeigt werden, daß bei einer Beschallung des Oberarmes im proximalen Drittel mit einer Intensität von 0,7 W/cm² in 18,7 cm Entfernung (Condylus humeri) noch 0,023 W/cm² meßbar sind. Bei gleicher Intensität wurden noch in 30 cm Entfernung (mittleres Drittel des Unterarmes) 0,0059 W/cm² nachgewiesen (s. Abb. 37).

Es dürfte damit als erwiesen gelten, daß die Ausbreitung der Ultraschallenergie über Organe erfolgt, dem Knochengewebe aber eine besondere Leitfähigkeit zugesprochen werden muß. Das hat praktische Schlußfolgerungen: Die Fraktur muß nicht in jedem Fall direkt beschallt werden. Nicht immer muß ein Gipsfenster angelegt werden. Eine Ultraschallbehandlung frakturfern fordert eine höhere Intensität und ist damit auch durchführbar.

6 Tierexperimentelle Untersuchungen

6.1 Das Kaninchen als Versuchstier

Nach Urist u. Johnson (1943) unterscheidet sich die Frakturheilung des Menschen nicht von der der Säugetiere, und so benutzt die überwiegende Mehrzahl von Autoren, die sich mit Untersuchungen zur Kallusbildung und Frakturheilung befassen, Säugetiere, speziell das Kaninchen, als Modell.

Da die Wachstumsgeschwindigkeit beim Kaninchen im Vergleich zum Menschen das Verhältnis 40:1 aufweist, dürfte ein 200 Tage altes Kaninchen etwa dem Alter eines Menschen von 22 Jahren entsprechen. Kaninchen von 11–12 Monaten sind ausgewachsen, die Epiphysenfugen sind geschlossen (Jäger u. Gördes 1976). Tiere dieses Alters wiegen im Durchschnitt 3 kg. Die Kaninchenknochen sind spröder als die Knochen des Menschen; die Knochenheilung erfolgt schneller als beim Menschen. Der Aufbau der Röhrenknochen ist jedoch annähernd gleich (Demeter u. Matyas 1928; Kurz 1981). Das Gewicht aller lufttrockenen Knochen des Kaninchens beträgt 7–8,3% des Lebendgewichtes. Von dem luftrockenem Gesamtknochengewicht macht das Gewicht der Gliedmaßen 50% aus. Ein Drittel des Knochengewichtes besteht aus organischen Substanzen, 2 Drittel aus anorganischen Substanzen (Schwarze 1979).

Wir benutzten Bastardkaninchen eines Züchters. Die Kaninchen wurden unter gleichen Stall- und Fütterungsbedingungen gehalten. Das Alter betrug zu Versuchsbeginn 190 Tage, das Durchschnittsgewicht 3 kg ($\pm$ 0,4 kg).

6.2 Der Versuchsablauf

Nach Verabreichung einer intravenösen Narkose über eine Ohrvene wurde bei allen Tieren eine Tibiafraktur erzeugt: bei 100 Kaninchen offen (Osteotomie mit feinem Meißel oder Säge), bei 200 geschlossen über einem Hypomochlion. Alle offenen Frakturen wurden mit Hilfe einer Osteosynthese fixiert. Verwendet wurden unterschiedlich dicke Kirschner-Drähte, so daß eine teils stabile, teils mäßige Fixation erreicht wurde (dabei kein Gipsverband). – Die geschlossenen Frakturen wurden reponiert und mit einem hohen Oberschenkelgips in Funktionsstellung des Knie- und Sprunggelenkes fixiert.

Von den insgesamt 300 Tieren verloren wir 26 (Osteomyelitis 9; Narkosetod 6; Fettembolie 3; Hundebiß 2; unbekannte Ursache 6). Zur Auswertung standen 274 Tiere. Da bei 48 Tieren eine doppelseitige geschlossene Unterschenkelfraktur vorlag, konnten 322 Frakturen untersucht werden. Es wurden 2 Versuchsgruppen gebildet:

Gruppe I: Kontrollgruppe mit 135 Frakturen ohne Vibrations- bzw. Ultraschallbehandlung. Von dieser Gruppe stammen alle Werte der untersuchten Parameter zu bestimmten Zeitpunkten.

Gruppe II: 187 Frakturen, die mit Vibration, speziell Ultraschall, behandelt wurden.

6.3 Statistische Auswertung

Zur statistischen Beurteilung der Meßergebnisse, die einem Teilkollektiv unter gleichen Bedingungen entstammen, wird der Umfang (n), der arithmetische Mittelwert (x) und die Standardabweichung (a) berechnet.

Beim einfachen Mittelwertvergleich wird vorausgesetzt, daß Realisierungen einer Zufallsgröße Y aus jeweils normalverteilten, unabhängigen Grundgesamtheiten mit unbekannten Erwartungswerten und Streuungen vorliegen.

Die Stichproben $x_i \ldots x_n$ und $y_i \ldots y_n$ ergeben sich hierbei aus je 2 zu vergleichenden Teilkollektiven. Es wird die Hypothese H_0 getestet, daß beide Erwartungswerte gleich sind: $EX = EY$.

Im Fall gleicher Streuungen ($D^2X = D^2Y$) ergibt sich die Testgröße aus:

$$t = \frac{\bar{x} - \bar{y}}{\sqrt{(n-1)\, s_x^2 + (m-1)\, s_y^2}} \cdot \sqrt{\frac{(n+m-2)\, nm}{n+m}}$$

wobei x den Mittelwert der Variablen X, d. h. deren Realisierung $(x_1 \ldots x_n)$, y den Mittelwert der Variablen Y, d. h. deren Realisierung $(y_1 \ldots y_n)$, s_x^2 und s_y^2 die empirischen Streuungen der Variablen x und y bedeuten. Mit dem doppelten t-Test wird entschieden, ob die Hypothese abgelehnt werden muß oder nicht. Die Prüfung erfolgt zweiseitig zum Signifikanzniveau $\alpha = 5\%$.

Eine Ablehnung ergibt sich bei

$$|t| > t_{n+m-2,\ 1-\alpha/2}.$$

Die Werte werden mit den Tabellenwerten der t-Verteilung verglichen.

Als statistisch signifikant ist eine Irrtumswahrscheinlichkeit von weniger als 5% ($p < 0{,}05$) anzusehen.

Die statistische Beurteilung von Merkmalswerten und der Häufigkeit ihres Auftretens erfolgt durch die zweidimensionale Häufigkeitsanalyse.

7 Die Ultraschallwirkung auf das Kallusgewebe

Das Abheilen einer Fraktur führt über das Kallusgewebe zu normalem Knochengewebe. Der Nachweis von gesundem Knochengewebe nach einer Fraktur mit anschließender Ultraschalleinwirkung kann die stimulierende Wirkung des Ultraschalls beweisen. Um diesen Beweis erbringen zu können, sind folgende Untersuchungen durchgeführt worden:
- Röntgenuntersuchungen,
- Festigkeitsprüfungen,
- histologische Untersuchungen/Rasterelektronenmikroskopie,
- szintigraphische Verlaufskontrollen,
- angiographische Untersuchungen,
- biochemische Untersuchungen,
- Gesamtmineralanalyse,
- polychrome Sequenzmarkierung,
- Temperaturmessungen,
- Zusammenfassung der Befunde.

7.1 Röntgenuntersuchungen

In einer Kontrolltiergruppe mit einer Tibiafraktur, die entweder mit einem intramedullär liegenden Kirschner-Draht fixiert oder konservativ mit einem Gipsverband ruhiggestellt wurde, ist nach 3 Wochen röntgenologisch zarter Kallus nachweisbar. Der Bruchspalt ist dabei noch breit vorhanden. Die Kallusbildung ist vorwiegend als periostaler Kallus sichtbar; keine Heilung.

Röntgenologisch finden sich bei der sekundären Knochenbruchheilung folgende Veränderungen:
- appositioneller Mantel- oder Kragenkallus, der die Fragmentenden überbrückt,
- fast keine endostale Kallusbildung,
- anfänglich keine oder nur geringe Beteiligung der Kortikalisenden an der Kallusbildung,
- Reizkallus und Resorptionszonen im Berührungsbereich der Fragmente,
- Ausbildung eines Fixationskallus.

Die Röntgenaufnahmen der Tibia und Fibula wurden nach der Tötung der Tiere, nach Amputation und Abpräparation der Weichteile im anterioren und posterioren sowie mediolateralen Strahlengang durchgeführt. – Die Auswertung der Befundkriterien: Kallusentwicklung, Frakturspalt und Mineralisation ist in den Tabellen 6–8 zusammengefaßt.

Röntgenaufnahmen in *Streßstellung:* Die Doppelbelichtung eines Röntgenfilmes in Abduktionsstellung und Adduktionsstellung des distalen Unterschenkelfragmentes und die Messung des Winkels zwischen beiden Extremstellungen der Fragmente (Bethge 1976) bringen in unserem Tiermodell ab 4. Woche post fracturam keinen verwertbaren Vergleich. Am Ende der 4. Woche lassen sich keine meßbaren Bewegungen im distalen Fragment mehr durchführen.

Wir wendeten die zweidimensionale Häufigkeitsanalyse an. Bei der Analyse der Befundkriterien der Kallusentwicklung finden sich in der Versuchsreihe II am 42. und 70. Tag post fracturam signifikant häufiger massiv spindelförmige Kallusformationen gegenüber der Versuchsreihe I. Die Bewertung des Frakturspaltes ergab in der Versuchsreihe II am 42. und 70. Tag post fracturam signifikant häufiger eine vollständige Überbauung des Frakturspaltes als in der Versuchsreihe I.

Bei der Auswertung der röntgenologisch erkennbaren Mineralisation war in der Versuchsreihe II am 70. Tag post fracturam die vollständige Mineralisation signifikant häufiger im Vergleich mit den Zeitpunkten der Versuchsreihe I.

Die Stimulierung der Knochenbruchheilung durch Ultraschall läßt sich röntgenologisch eindeutig nachweisen.

7.2 Festigkeitsprüfungen

Struktur, Geometrie und mechanische Eigenschaften der Knochen bilden einen Zusammenhang (Vinz 1970; Ehler u. Lösche 1970; Arnold u. Kokemohr 1973). Die Röhrenknochen stellen unter den Gesichtspunkten der Festkörperphysik ein hochdifferenziertes System eines Verbundbaues dar (Currey 1964; Arnold u. Kokemohr 1973; Cieszynski et al. 1982). Nach Pauwels (1972) wird der Knochen nur zu etwa einem Siebtel seiner Festigkeitswerte beansprucht. Die Frakturheilung ist die biologische Stabilisierung des Knochens, der, durch Überlast geschädigt, seine Stützfunktion nicht mehr erfüllt. Die biologische Stabilisierung besteht in der Überwindung der pathologischen Beweglichkeit im Frakturspalt und in der Wiederherstellung kraftschlüssiger Formsteifigkeit (Perren u. Cordey 1977).

Bei der spontanen Knochenbruchheilung vergrößert die vorerst weiche Kallusmanschette den Querschnitt der Frakturfläche und verlängert den Hebelarm der Gewebe (Perren u. Cordey 1977). Die progressive Versteifung des Gewebes im Frakturspalt von Granulationsgewebe über Binde-, Knorpel- zu Knochengewebe bewirkt bei gleichbleibendem Querschnitt eine Verringerung der Frakturbeweglichkeit.

Statische Festigkeitsprüfungen (Biege- oder Druckbelastung) unterscheiden sich von dynamischen Prüfungen (Schlagversuch) durch den Faktor Beschleunigung. Bei den Untersuchungen der mechanischen Eigenschaften der

Tabelle 6. Röntgenologische Bewertung der Kallusentwicklung. (*1* Kein Kallus; *2* unmittelbar in Höhe der Fraktur nachweisbare geringgradige Kallusentwicklung; *3* spindelförmiger bzw. rundlicher Kallus in der näheren Umgebung der Fraktur; *4* weit nach proximal und distal über den Frakturspalt hinausreichende, massive spindelförmige Kallusformation)

Tage post fracturam	Versuchsreihe I Befundkriterien [%]					Versuchsreihe II Befundkriterien [%]				
	n	1	2	3	4	n	1	2	3	4
7	16	44	56							
14	16		94	6						
21	16		56	44		16		26	75	
28	16		25	75		16		6	94	
42	16			69	31	16			50	50
70	16			56	44	16			38	62
126	16				100	16				100

Tabelle 7. Röntgenologische Entwicklung des Frakturspaltes. (*1* Frakturspalt deutlich sichtbar; *2* Frakturspalt zur Hälfte überbaut; *3* Frakturspalt vollständig überbaut)

Tage post fracturam	Versuchsreihe I Befundkriterien [%]			Versuchsreihe II Befundkriterien [%]		
	1	2	3	1	2	3
7	100					
14	100					
21	75	25		75	25	
28	56	44		38	62	
42	12	50	38	0	50	50
70		25	75		12	88
126			100			100
168			100			100

Tabelle 8. Röntgenologische Bewertung der Mineralisation. (*1* keine Mineralisation; *2* beginnende Mineralisation; *3* fortgeschrittene Mineralisation; *4* vollständige Mineralisation)

Tage post fracturam	Versuchsreihe I Befundkriterien [%]					Versuchsreihe II Befundkriterien [%]				
	n	1	2	3	4	n	1	2	3	4
7	16	75	4							
14	16	38	62							
21	16		81	19		16		69	31	
28	16		63	37		16		38	62	
42	16		19	56	25	16		6	50	44
70	16			38	62	16			12	88
126	16			6	94	16				100
168	16				100					100

kompakten Knochen und des Kallus werden technologische Verfahren aus der Festkörperphysik angewandt. Wir vereinfachen dabei die Tibia zu einem Hohlzylinder, den Frakturkallus zu einem vollen Stab (Perren u. Cordey 1977; Minta 1973; Schneider et al. 1980) und die Fraktur zu einer querverlaufenden Durchtrennung unterschiedlichen Abstandes (Kirchhoff u. Six 1979).

Bei der Biegefestigkeitsprüfung wird der Knochen in physiologischer Weise beansprucht. Die Biegefestigkeitsprüfung erfaßt am Kallus und Knochen die Schub-, Zug-, Scher- und Druckkraftwirkung komplex (Quasdorf u. Jahn 1976).

Bei der seitlichen Biegebelastung erfährt der im Gleichgewicht befindliche Knochen eine Krümmung durch eine zur Längsachse des Röhrenknochens senkrecht wirkende Kraft. Die festkörpermechanische Betrachtung über die Biegefestigkeit eines Hohlzylinders bei Dreipunktbiegebelastung gestaltet sich unter der Voraussetzung einer elastischen Verformung (Perren u. Cordey 1977; Hoffmann et al. 1982). Außer der Prüfung der Biegefestigkeit wird die maximale Biegelast, die zur Refraktur führt, bestimmt und aufgezeichnet.

Die von ihren Weichteilen befreite luftgetrocknete Tibia wurde im Bereich der Knie- und Sprunggelenksfläche durch den Heißschmelzklebstoff SK Typ 302 an den inneren Boden eines 10 cm^3 fassenden zylinderförmigen PVC-Behälters (Salbendose) senkrecht fixiert. Die Verarbeitungstemperatur des Heißschmelzklebstoffes betrug 200 °C. In einem nachfolgenden Arbeitsgang wurde der noch freie Raum zwischen Knochen und Salbendoseninnenwand mit Telma-Dübelmasse ausgegossen. Nach 3 Tagen war der Aushärtungs- und Trocknungsprozeß in dem ausgegossenen PVC-Behälter abgeschlossen. Die jetzt hantelförmig aussehende zu untersuchende Tibia wurde zwischen 2 schalenförmige Holzklötze waagerecht eingelegt. Die beiden Holzböcke hatten eine halbzylinderförmige Aussparung, die in 40 mm Höhe begann und einen Durchmesser von 30 mm aufwies. Die beiden Holzböcke waren in einem Abstand von 62 mm auf einer Holztafel aufgeschraubt. Somit betrug der Auflage-

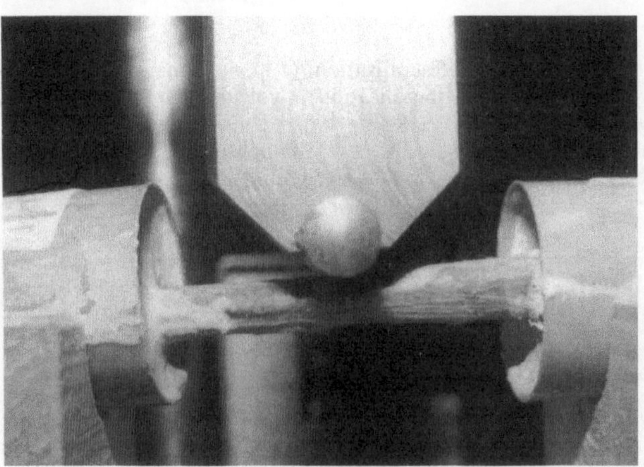

Abb. 38. Dreipunktbiegeversuch der Kaninchentibia im mittleren Drittel

abstand der zu untersuchenden Tibia konstant 62 mm. Durch diese vorbereitenden Maßnahmen konnte die waagerecht liegende Tibia während der statischen Festigkeitsprüfung in der Prüfungsmaschine nicht gekantet und weggedrückt werden. Schließlich wurde die zu prüfende Tibia waagerecht in der Zwick Elektronischen Zugprüfmaschine 1386 plaziert (Zwick, Einsingen, BRD) (Abb. 38).

Im Dreipunktbiegeversuch wurde die Kaninchentibia bis zum Frakturieren durchgebogen. Der Lastangriff erfolgte stets im mittleren Drittel des Frakturkallus oder an korrespondierender Stelle des mittleren Drittels der nichtfrakturierten Tibia. Die Prüfgeschwindigkeit betrug 2,5 mm/min. Im Dreipunktbiegeversuch wird die maximale Bruchlast unter standardisierten Bedingungen ermittelt. Mit einem XY-Schreiber wurden die Meßwerte synchron, die Durchbiegung als Funktion der Belastung aufgetragen.

Berechnung: Zur Berechnung der Biegebruchfestigkeit σ_z des Kallus bei der Dreipunktbiegung wurde aus festkörpermechanischen Betrachtungen die Formel eines vollen Stabes zugrunde gelegt:

$$\delta_z \text{ Kallus} = \frac{l \cdot F}{\pi \cdot R^3} \frac{N}{mm^2}$$

Zur Berechnung der Biegebruchfestigkeit δ_z der Kortikalis und Kompakta wurde die Formel eines Hohlzylinders verwandt.

$$\delta_B \text{ Kompakta} = \frac{l \cdot F}{4\pi \cdot R_A^2 (R_A - R_I)} \frac{N}{mm^2}$$

l: Auflageabstand 62 mm
R: Radius des Kallusquerschnittes/mm
F: Maximale Bruchlast in Newton
R_A: Außenradius des Tibiaquerschnittes der Diaphysenmitte/mm
R_I: Innenradius des Tibiaquerschnittes (ohne Kortikalis und Kompakta) der Tibiamitte/mm.

Bei der Ermittlung der Biegebruchfestigkeit (σ_B Kompakta) bezieht man sich auf einen Standardzylinder, dessen Radius ein Mittelwert ist. Es wurden 50 Tibiaquerschnitte im mittleren Diaphysendrittel in ventraler dorsaler Richtung ausgemessen. Der Mittelwert der Tibiaquerschnitte betrug 8,05 mm und der der Kortikalis-/Kompaktabreite 1,4 mm.

Die maximale Bruchlast einer gesunden nichtfrakturierten Tibia (Kortikalis) beträgt im Mittelwert 351,63 nach Untersuchungen an insgesamt 24 Schienbeinen. – Die Meßergebnisse sind in Tabelle 9 zusammengefaßt.

Die Biegebruchfestigkeit der nichtfrakturierten Tibia (Kompakta) beträgt im Mittelwert 91,7 nach Untersuchungen an 23 Knochen. Tabelle 10 zeigt die Meßergebnisse im einzelnen.

Die maximale Bruchlast ist in der Versuchsreihe II am 42. und 70. Tag post fracturam signifikant gegenüber der Versuchsreihe I erhöht; die Bruchlast am 70. Tag der Versuchsreihe I erst annähernd am 126. Tag erreicht. Die Bruchlast der Versuchsreihe II entspricht einer Bruchlast der nichtfrakturierten Tibia.

Tabelle 9. Maximale Bruchlast der frakturierten Tibia im Verhältnis zum Zeitfaktor

Tage post fracturam	Versuchsreihe I [N]			Versuchsreihe II [N]			t-Wert
	n	$\bar{x}$	s	n	$\bar{x}$	s	
14	11	140,63	23,13				
21	10	190,57	27,12	11	195,00	25,11	0,19
28	11	283,33	48,81	11	298,81	20,20	0,36
42	12	309,25	30,97	12	375,82	29,12	3,22
70	9	311,42	40,50	15	399,42	44,48	3,85
126	9	324,11	65,38	9	366,24	68,42	1,48
168	7	361,61	34,48	8	360,12	57,27	0,06

Tabelle 10. Biegebruchfestigkeit δB der Kompakta während der Frakturheilung

Tage post fracturam	Versuchsreihe I [MPa]			Versuchsreihe II [MPa]			t-Wert
	n	$\bar{x}$	s	n	$\bar{x}$	s	
14	11	27,14	10,98				
21	10	41,67	9,92	10	45,55	8,9	0,23
28	8	68,19	9,79	11	77,19	14,42	1,53
42	12	69,85	1,15	11	81,42	11,84	3,37
70	9	75,31	18,11	12	90,55	13,56	2,31
126	9	70,51	20,49	15	71,87	10,69	0,23
168	7	86,25	10,21	7	89,67	15,18	0,33

Die Biegefestigkeit des Kallus liegt am 70. Tag in der Versuchsreihe II signifikant über den errechneten Werten der Versuchsreihe I. Am 126. Tag post fracturam ist die Biegefestigkeit des Kallus in beiden Versuchsreihen annähernd gleich hoch. Wenn bei den festkörpermechanischen Betrachtungen die Formel eines Hohlzylinders zugrunde gelegt wird, ist die Biegebruchfestigkeit in der Versuchsreihe II am 40. Tag und am 70. Tag post fracturam signifikant höher als in der Versuchsreihe I.

In der Versuchsreihe II wird bereits am 70. Tag post fracturam die maximale Bruchfestigkeit σ_B der Kompakta erreicht, die jener einer nichtfrakturierten Tibia entspricht. Die Biegebruchfestigkeit am 70. Tag post fracturam der Versuchsreihe II gleicht der Festigkeit am 126. Tag der Versuchsreihe I.

7.3 Histologische Untersuchungen/Rasterelektronenmikroskopie

In der Kontrolltiergruppe findet sich nach 3 Wochen Ruhigstellung nach Tibiafraktur reichlich Granulationsgewebe mit vorwiegend fibroplastischen Elementen; Hämatomreste sind bis auf ganz vereinzelte Eisenpigmentablagerungen nicht mehr festzustellen. Der Bruchspalt ist mit reichlich chondromatösem Gewebe ausgefüllt, nur in der Hälfte der Fälle lassen sich kapillargebundene Osteoidbälkchen nachweisen, Kalkablagerungen sind äußerst selten, desgleichen osteoblastische Elemente. Das Kallusgewebe lokalisiert sich vorwiegend periostal. Die Mobilisation des Mesenchymgewebes hat ihren Höhepunkt erreicht.

Die Histomorphologie der Frakturheilung unter konservativer Behandlung verläuft unter dem Bild der sekundären Knochenbruchheilung:

- Ausbildung des Frakturhämatoms,
- Gerinnung und Organisation des Hämatoms durch einsprossendes Granulations- und Gefäßbindegewebe,
- durch osteoinduktive Substanzen Aktivierung der osteogenen Stammzellen und ihrer Differenzierungsstufen der konstruktiven Zellreihe (Präosteoblast, junger Osteoblast, reifer Osteoblast, junger Osteozyt, reifer Osteozyt),
- Umbildung zu faserigem bindegewebigem Kallus,
- Faserknochenbildung durch chondrale (Druck- und Scherkräfte) und desmale (Zugkräfte) Ossifikation,
- Lamellenknochenbildung, Verstärkung des Faserknochengerüstes durch Lamellenknochen,
- funktionelle Rekonstruktion der Kompakta durch Regeneration der Osteone.

Wir führten von 151 Tibiafrakturen der Kaninchen je 4 histologische Untersuchungen des entkalkten Kallus-Knochen-Präparates durch.

Von jeder Fraktur wurden je 2 Präparate mit Hämatoxylin-Eosin und 2 Präparate mit Azokarmin-Anilin-blauorange (Azan) gefärbt.

Wie Tabelle 11 zeigt, ergab die zweidimensionale Häufigkeitsanalyse in der Versuchsreihe II einen signifikanten prozentualen Anstieg der histomorpholo-

Tabelle 11. Mikromorphologische Auswertungskriterien hinsichtlich der Gewebsdifferenzierungen ohne und mit Ultraschallbehandlung. (*1* undifferenziertes Kallusgewebe mit unreifen, bindegewebigen zellkernreichen Knorpelzellen; *2* zarttrabekuläre, spikesartige periostale Faserknochenbildung, beträchtliche Knorpel- und Bindegewebskallusanteile und normale Osteoblastentätigkeit; *3* fast ausschließlich massive breittrabekuläre Faserknochenbildung, nur gelegentlich einzellige reife Knorpelzellen, deutlich gesteigerte Osteoblastenaktivität und erhöhte Zahl der Osteoblasten; *4* Lamellenknochenbildung, ausgebildetes Havers-Lamellensystem)

Tage post fracturam	Versuchsreihe I Auswertungskriterien [%]					Versuchsreihe II Auswertungskriterien [%]				
	n	1	2	3	4	n	1	2	3	4
7	7	70	30							
14	8	37,5	62,5							
21	10	10	80	10		10		60	40	
28	12		50	50		12		25	75	
42	18		24	76		20		6,6	66,6	26,7
70	12		16,6	83,4		12			50	50
126	10			20	80	10				100
168	5				100	5				100

Tabelle 12. Anzahl der elektronenmikroskopischen Untersuchungen in beiden Untersuchungsgruppen

Tage post fracturam	Zahl der Tiere	
	Versuchsreihe I	Versuchsreihe II
21	2	2
28	2	2
42	5	5

gischen Auswertungskriterien 3 und 4 am 42., 70. und 126. Tag post fracturam gegenüber der Versuchsreihe I. Die nach Ultraschallbehandlung von Frakturen folgende histomorphologische Differenzierung zeigt einen höheren Reifungsgrad des Kallus. Auffällig sichtbar ist die erhöhte Zahl der Osteoblasten und die stärkere Aktivierung der Osteoblastentätigkeit.

Rasterelektronenmikroskopische Untersuchungen bei 18 Frakturen sind folgendermaßen durchgeführt worden:

Im Frakturbereich wurden 3 mm starke Knochen-Kallus-Querschnittscheiben ausgesägt und auf einen Metallklotz mit Duosan geklebt. Bei einigen Präparaten erfolgte die Auflösung der anorganischen Substanz mit 5%iger Salpetersäure. Die Präparate wurden mit einer leitfähigen dünnen Kohlenstoffschicht bedampft und im Rasterelektronenmikroskop vom Typ JEOL JSM-S1 (Electronic Optics Laboratory, Tokio) bei einer Beschleunigungsspannung von 4 KV betrachtet. Die Anzahl der Untersuchungen zeigt Tabelle 12. Die bei der Auswertung der Fotoaufnahmen (Abb. 39–41) gefundenen Ergebnisse belegen den Einfluß der Ultraschallenergie.

7.4 Szintigraphische Verlaufskontrollen

Die Knochenszintigraphie beruht auf dem Nachweis der Anreicherung osteotroper Radiopharmaka in Prozessen des Skeletts. Intensität und Geschwindigkeit der Radioaktivitätsspeicherung hängen von dem Ausmaß der Vaskularisation, der Knochendurchblutung und der Stoffwechselaktivität ab.

Wir arbeiten bei der Skelettszintigraphie mit Technetium-99m-HEDP (Hydroxyäthylidendiphosphonat). Mit der Skelettszintigraphie kann ein Einblick in die physiologische Veränderung während der Knochenbruchheilung gewon-

---

Abb. 39. a Versuchsreihe I, 3 Wochen post fract.: ungeordnete schollige Grundsubstanz, vereinzelte kollagene Fasern (Vergr. 90:1). **b** Versuchsreihe II, 3 Wochen post fract.: Kollagenfasern reichlich vorhanden, Ausrichtung der Fasern (Vergr. 90:1)

Abb. 40. a Versuchsreihe I, 4 Wochen post fract.: diffuse schollige Knochensubstanz, beginnende Mineralisation (Vergr. 90:1). **b** Versuchsreihe II, 4 Wochen post fract.: ausgerichtete Kollagenfasern, ausgeprägte Mineralisation (Vergr. 90:1)

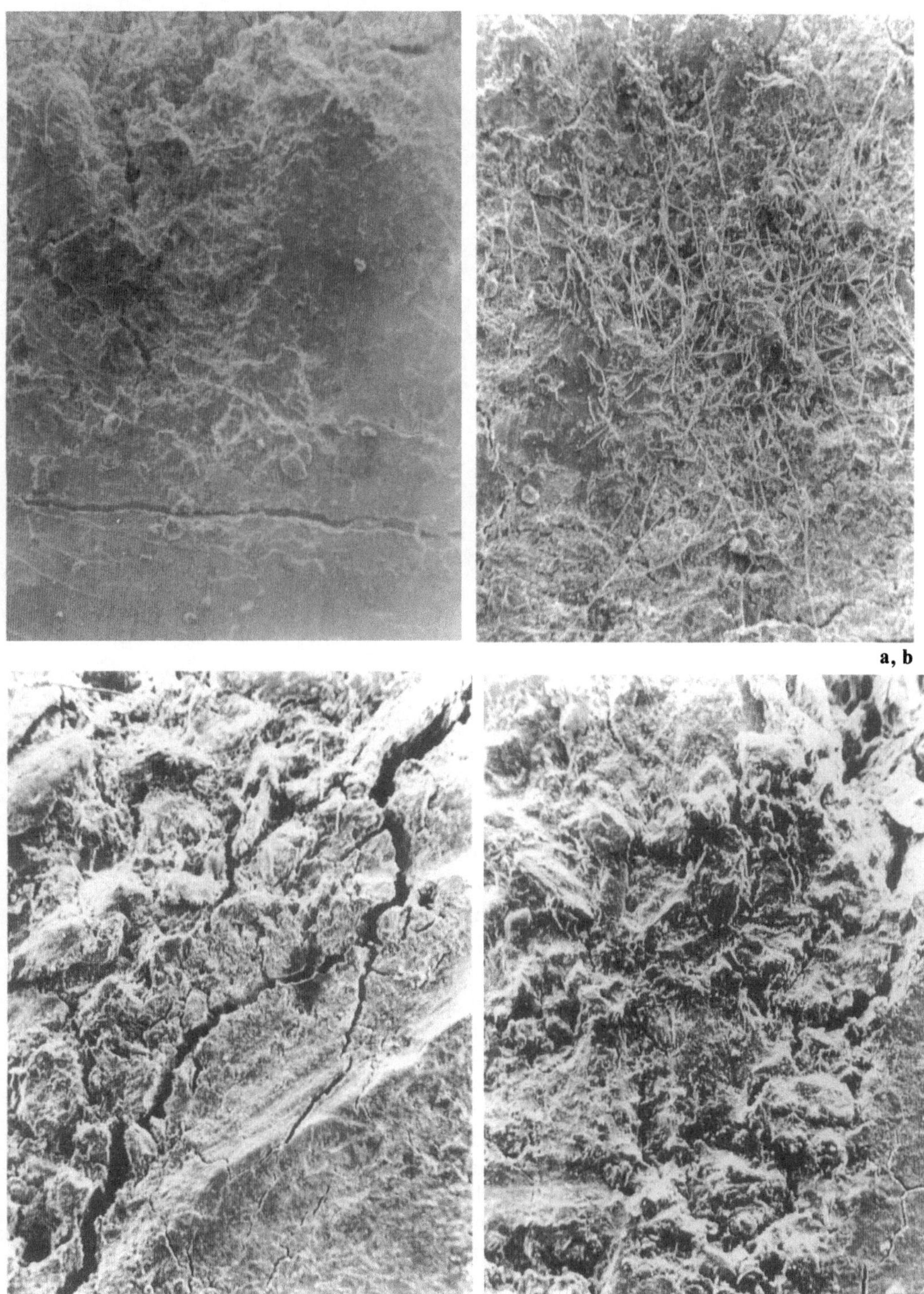

40

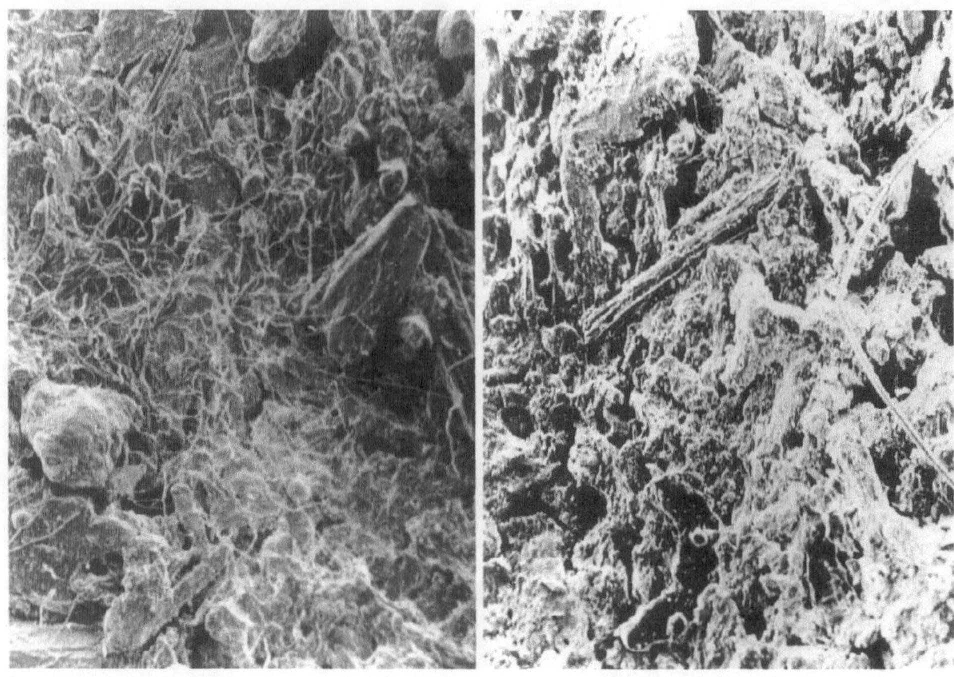

a, b

Abb. 41. a Versuchsreihe I, 6 Wochen post fract., Kollagenfasern nicht gerichtet, amorphe Mineraleinlagerung (Vergr. 90:1). **b** Versuchsreihe II, 6 Wochen post fract., massiver Kallus, lamellare Knochenstruktur (Vergr. 90:1)

nen werden (Becker et al. 1974; Bessler 1970; Kleditzsch 1980). Knochenläsionen werden als Gebilde erhöhter Radionuklidaufnahme sichtbar. Selten finden sich kalte Bezirke, die durch Verschluß der Markraumgefäße hervorgerufen werden können.

Die Knochenszintigraphie ist eine wertvolle Methode zur Verlaufskontrolle der Knochenbruchheilung und zur Beurteilung der biologischen Aktivität einer Fraktur (Bessler 1970; Becker et al. 1974; Unterspann u. Fink 1981).

Folgende Fragen sollten durch die Skelettszintigraphie beantwortet werden:

- Welche quantitativen Veränderungen der Radioaktivitätsanreicherung treten im Verlauf der Frakturheilung auf?
- Finden sich beim Mittelwertvergleich der zugeordneten Zeitpunkte beider Versuchsreihen Unterschiede der Flächenimpulsdichte?
- Wann ist die Frakturheilung szintigraphisch abgeschlossen?
- Zeigt das Szintigramm auch immer dann eine Frakturheilung an, wenn aufgrund des Röntgenbildes und des klinischen Befundes eine vollständige Konsolidierung angenommen werden muß?

Die Injektion des Radionuklids führten wir in Hexobarbitalnarkose durch. 45 min nach i.v.-Injektion von 8 MBq ^{99m}Tc-Diphosphonat/kg Körpergewicht erfolgte die Messung von durchschnittlich 100 000 Impulsen in 120 s an beiden Extremitäten. Die szintigraphische Untersuchung wurde bei standardisierter Aufnahmetechnik und Meßzeit, gleicher anatomischer Position beider unterer Extremitäten und in Rückenlage durchgeführt. Die gleichzeitige Aufnahme und Messung beider unterer Extremitäten erfolgte mit einem mittelauflösenden Technetiumkollimator und einer Szintillationskamera.

Um einen quantitativen Vergleich der Radioaktivitätsanreicherung in beiden Unterschenkeln zu erreichen, wurde die Radioaktivität gleich großer „regions of interest" (ROI) bestimmt. Die Quantifizierung der Radioaktivitätsanreicherung mit Hilfe der ROI-Technik stellt eine Ergänzung zur Szintigraphie dar. Die Impulsratendichte des elektronisch eingegrenzten Frakturbereichs und der angrenzenden distalen und proximalen Diaphysenabschnitte wird mit der Impulsratendichte des Referenzgebietes des nichtfrakturierten Unterschenkels verglichen. Dieses Verfahren erlaubt eine Berechnung der Radioaktivitätsdichte pro Fläche und Zeiteinheit (Segmüller et al. 1969; Franke et al. 1982).

Der dabei ermittelte Radioaktivitätsanreicherungsquotient Q gibt an, um wieviel mehr die „region of interest" im Vergleich zur Gegenseite anreichert. Wenn beide Unterschenkel nicht frakturiert sind oder die Fraktur szintigraphisch ausgeheilt ist, beträgt der Aktivitätsquotient Q 0,98–1,06 (Kleditzsch 1980; Koecher u. Kiefler 1981). Die Auswertung erfolgte mit dem Prozeßrechner ERP 1100 (Krupp Atlas, Essen).

Der Radioaktivitätsquotient Q beträgt bei gesunden nichtfrakturierten Schienbeinen bei 15 Kaninchen der gleichen Rasse und Zucht im Durchschnitt 1,04 in 0,04 s. Szintigraphische Untersuchungen sind an 92 Kaninchen nach Tibiafraktur durchgeführt worden (insgesamt 179 Szintigraphien). Die Ergebnisse sind in den Tabellen 13 und 14 enthalten.

Eine signifikante Zunahme der Radioaktivitätsanreicherung im frakturierten Unterschenkel fand sich bereits 24 h nach dem Frakturtrauma. Eine Zunahme der Impulsflächendichte fand sich in den ersten Tagen nach dem Frakturtrauma im gesamten Tibiadiaphysenbereich. In der Versuchsreihe II lag der Aktivitätsquotient am 21., 28. und 42. Tag signifikant höher.

Ab dem 70. Tag zeigten sich deutlich niedrigere Werte der Radioaktivitätsanreicherung in der Versuchsreihe II beim Vergleich mit den Werten der Versuchsreihe I. Die Frakturen der Versuchsreihe II waren bereits am 168. Tag szintigraphisch nicht mehr nachweisbar. In der Versuchsreihe I konnte erst am 203. Tag nach der Frakturselzung eine biologische Frakturheilung szintigraphisch nachgewiesen werden. Der Aktivitätsquotient betrug nunmehr 1,06 (Abb. 42).

Die Impulsdichte im Kniegelenksbereich der frakturierten Extremität ist vom 7. bis 42. Tag erhöht. Der Maximalwert des ROI-Aktivitätsquotienten wurde am 21. Tag gemessen. In der Versuchsreihe II ist die ^{99m}Tc-Anreicherung im Kniegelenksbereich am 28., 42. und 70. Tag beim Vergleich zur Versuchsreihe I nicht signifikant erhöht.

Tabelle 13. ROI-Aktivitätsquotienten Q bei frakturierten /nichtfrakturierten Unterschenkeln zu bestimmten Zeitpunkten der Knochenbruchheilung in den Versuchsreihen

Tage post fracturam	Versuchsreihe I Aktivitätsquotient			Versuchsreihe II Aktivitätsquotient			t-Wert
	n	$\bar{x}$	s	n	$\bar{x}$	s	
1	11	1,53	0,11				
7	18	3,24	0,43				
14	18	6,44	0,43				
21	8	5,93	0,20	9	6,14	0,20	2,26
28	9	5,36	0,39	9	5,99	0,11	4,66
42	8	4,92	0,43	12	5,72	0,33	4,71
70	9	5,38	0,53	12	3,63	0,12	9,95
126	9	2,65	0,20	10	2,19	0,08	3,41
168	8	1,55	0,39	9	1,06	0,15	3,42
203	5	1,04	0,06				

Tabelle 14. Die ROI-Aktivitätsquotienten im Kniegelenkbereich: frakturiertes Bein/gesundes Bein zu bestimmten Zeitpunkten der Frakturheilung

Tage post fracturam	Versuchsreihe I Aktivitätsquotient			Versuchsreihe II Aktivitätsquotient			t-Wert
	n	$\bar{x}$	s	n	$\bar{x}$	s	
1	11	1,03	0,04				
7	18	1,26	0,09				
14	18	1,39	0,10				
21	8	1,51	0,12	9	1,45	0,10	1,02
28	9	1,22	0,21	9	1,38	0,13	2,05
42	8	1,12	0,04	12	1,20	0,07	2,09
70	9	1,04	0,06	12	1,11	0,06	2,09
126	9	1,02	0,04	10	1,05	0,25	1,04
168	8	1,02	0,04	9	1,00	0,15	0,03

7.5 Angiographische Untersuchungen

Durch die angiographische Darstellung der Markraum- und der Kallusgefäße pro Flächeneinheit läßt sich die Zahl der Gefäße und die Gefäßverzweigungsrichtung feststellen. Die Gefäßverzweigungsrichtung entspricht der Richtung des Stromflusses (Göthmann 1961; Rhinelander 1968, 1974; Dambe 1971; Schweiberer et al. 1973; Trueta 1974; Stürmer u. Schuchardt 1980; Eitel et al. 1981).

In intravenöser Hexobarbitalnarkose erfolgte die transabdominale Freilegung der Aorta abdominalis und das Einführen und Einknüpfen eines mit 0,9%iger NaCl-Lösung gefüllten 2 mm weiten Plastikkatheters distalwärts in

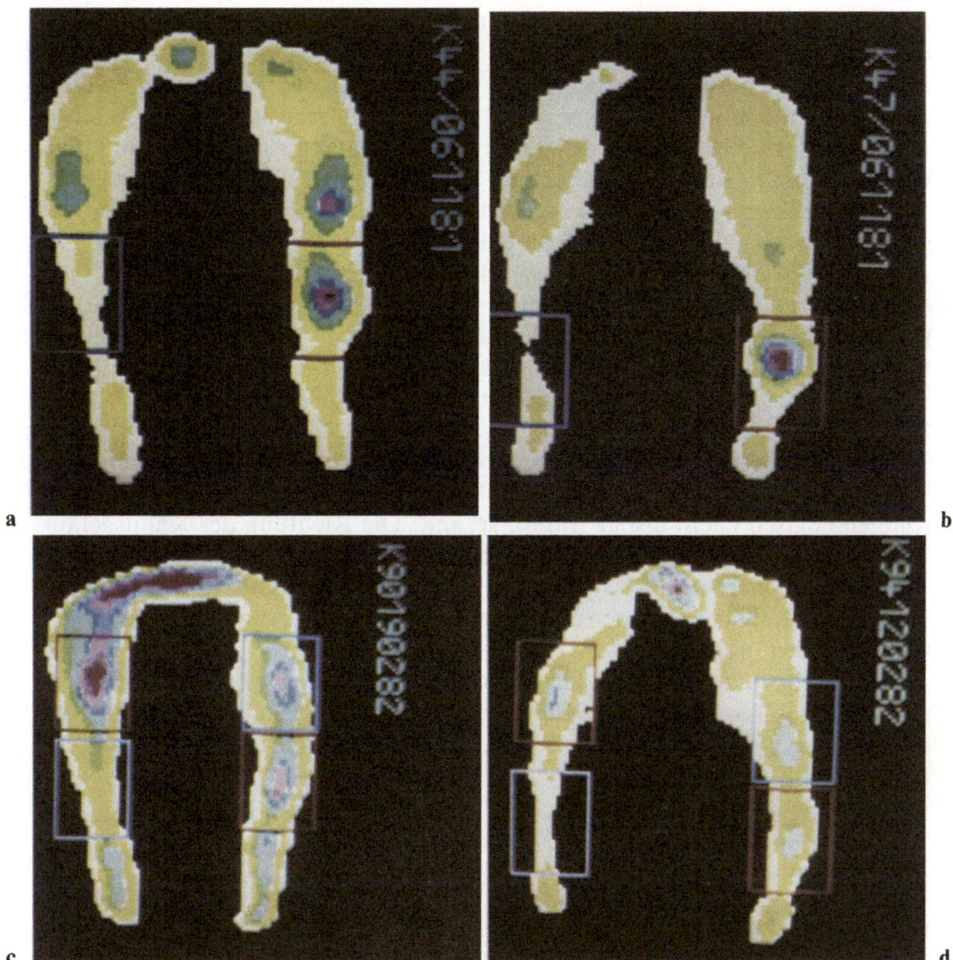

Abb. 42. a Versuchsreihe II, 7 Wochen post fract., ROI-Aktivierungsquotient 5,77; b Versuchsreihe I, 7 Wochen post fract., ROI-Aktivitätsquotient 4,9; c Versuchsreihe II, 18 Wochen post fract., ROI-Aktivitätsquotient 2,8; d Versuchsreihe I, 18 Wochen post fract., ROI-Aktivitätsquotient 2,0

die Aorta. Dann wurden 80 ml einer 38 °C warmen 30%igen Colobaryt/E 153-Suspension langsam in das arterielle Gefäßsystem injiziert. Der Suspension wurden zur besseren Haftung an der Gefäßinnenwand 8 ml 10%ige Formalinlösung zugegeben.

100 g Colobaryt enthalten:
97,493 g Bariumsulfat,
 0,007 g Oxyphenisation,
 2,5   g Natriumcarboxymethylzellulose.

Die Bariumsulfatteilchen mit einem Durchmesser von 1–3 µm haften an der Gefäßwand, verkleben in den Gefäßen und verschließen langsam das Lumen. Gefäße unter 0,1 mm füllen sich nicht. – Die Tötung der Tiere erfolgte durch rasche i. v.-Injektion von 300 mg Hexobarbital. Die Exartikulation des Unterschenkels fand 2 h nach der Injektion von Colobaryt statt. Der enthäutete Unterschenkel wurde 4 h in 10%iger Formalinlösung fixiert. Danach wurden die Weichteile präperiostal abpräpariert. Anschließend erfolgte die Nativröntgenuntersuchung. Das zugesägte Knochen-Kallus-Präparat wurde in eine Lösung von 5%iger Salpetersäure und 10%iger Formalinlösung 14–28 Tage entkalkt. Von den entkalkten Präparaten wurden Schichtaufnahmen mit dem Polytom im Längs- und Querstrahlengang angefertigt. Ein Teil der entkalkten Präparate wurde in 2 mm starke Längs- oder Querscheiben geschnitten. Schließlich wurden Röntgenvergrößerungsaufnahmen (42 mA, 29 kV und 1/12 s Belichtungszeit) angefertigt.

Im vergrößerten Übersichtsangiogramm wurden die mit Bariumsulfat gefüllten Gefäße, die in einer 2 cm² großen lateralen/periostalen Kallusfläche röntgenologisch nachweisbar waren, gezählt. Die Richtung des Kallusgefäßverlaufes und die Darstellung der Arteria nutricia wurde beurteilt.

Insgesamt wurden 108 Angiogramme im Bereich der unteren Extremitäten durchgeführt. Davon konnten 65 röntgentechnisch gute Angiogramme ausgewertet werden (Tabellen 15 u. 16, Abb. 43).

Die statistischen Berechnungen ergaben in beiden Versuchsreihen die gleiche Anzahl an periostalen Kallusgefäßen. Es tritt nach der Ultraschallbehandlung von Tibiafrakturen keine signifikante Veränderung der Anzahl der Kallusgefäße ein.

7.6 Biochemische Untersuchungen

Der Knochen von erwachsenen Tieren enthält etwa 20–25% Wasser, 45–65% Mineralstoffe, 20–30% organische Stoffe und 15% Fett (Schenk u. Kolb 1982; Doerr 1974). Die anorganische Fraktion ist nicht nur für die statische und mechanische Stabilität des Knochens von wesentlicher Bedeutung, sondern hat vor allem eine lebenswichtige Funktion im Ionen- und Elektrolythaushalt des Gesamtorganismus. Ungenügend mineralisiertes Knochengewebe ist gegenüber mechanischen Beanspruchungen weniger anpassungsfähig. Während der Wachstumsphase übertrifft der Einbau an Mineralstoffen in die Knochen den Abbau. Als anorganische Bestandteile des Knochens finden sich die Mengenelemente Kohlenstoff, Natrium, Magnesium, Phosphor, Kalium und Kalzium. Als Spurenelemente sind Fluor, Chlor, Kupfer, Eisen und Zink nachzuweisen.

Ein wesentlicher Teilschritt bei der Knochenbildung und Knochenbruchheilung ist die Entstehung eines anorganischen Festkörpers aus den ionischen Bestandteilen der umgebenden extrazellulären Flüssigkeit. Die anorganischen Substanzen werden in den reifen Osteoblasten und reifen Osteozyten durch elektrochemische Vorgänge akkumuliert (Doerr 1974; Pohl u. Goymann

Tabelle 15. Ergebnisse der angiographischen Untersuchungen

Tage post fracturam	Arteria nutricia	Kallusgefäße	Gefäßverlauf
1	Durchtrennt, interfragmentär	Keine	Durch metaphysäre Anastomose füllt sich die distale Arteria nutricia
7	Durchtrennt	Gefäßsprossen vereinzelt; 3 Gefäße/2 cm²	Von Kallusmitte schräg nach außen distal
14	Durchtrennt	Gefäßsprossen vermehrt, länger u. korkenzieherartig; 7 Gefäße/2 cm²	Perikortikal: quer u. senkrecht; subperiostal: parallel zur Knochenachse
21	Durchtrennt, interfragmentäre Gefäßsprossungen	Vorwiegend im dorsalen und lateralen Kallusbereich, 14 Gefäße/2 cm²	Vorwiegend parallel vereinzelt senkrecht zur Knochenachse, subperiostal
28	Beginnende Anastomose	Großer Querschnitt vorwiegend im distalen Kallus, 12 Gefäße/2 cm²	Gestreckt parallel zur Knochenachse, subperiostal
42	Vollständige Anastomose in der Frakturebene	Kräftige Gefäßverbindungen zu den Markraumgefäßen, 8 Gefäße/ 2 cm²	Längsverlaufend, periostal
70	Im Diaphysenbereich durchgehender Gefäßverlauf	4 Gefäße/2 cm²	Längsverlaufend, periostal
126	Normales arterielles Markraumgefäßsystem	1 kräftiges Kallusgefäß	Längsverlaufend

Tabelle 16. Anzahl der Gefäße der Frakturheilung in einem 2 cm² großen Kallusabschnitt

Tage post fracturam	Versuchsreihe I			Versuchsreihe II		
	n	$\bar{x}$	s	n	$\bar{x}$	s
7	5	3	2			
14	5	7	3			
21	5	14	5	5	13	5
28	5	12	6	5	11	4
42	5	9	2	5	8	3
70	5	4	2	3	4	2
126	5	1	1	5	1	1

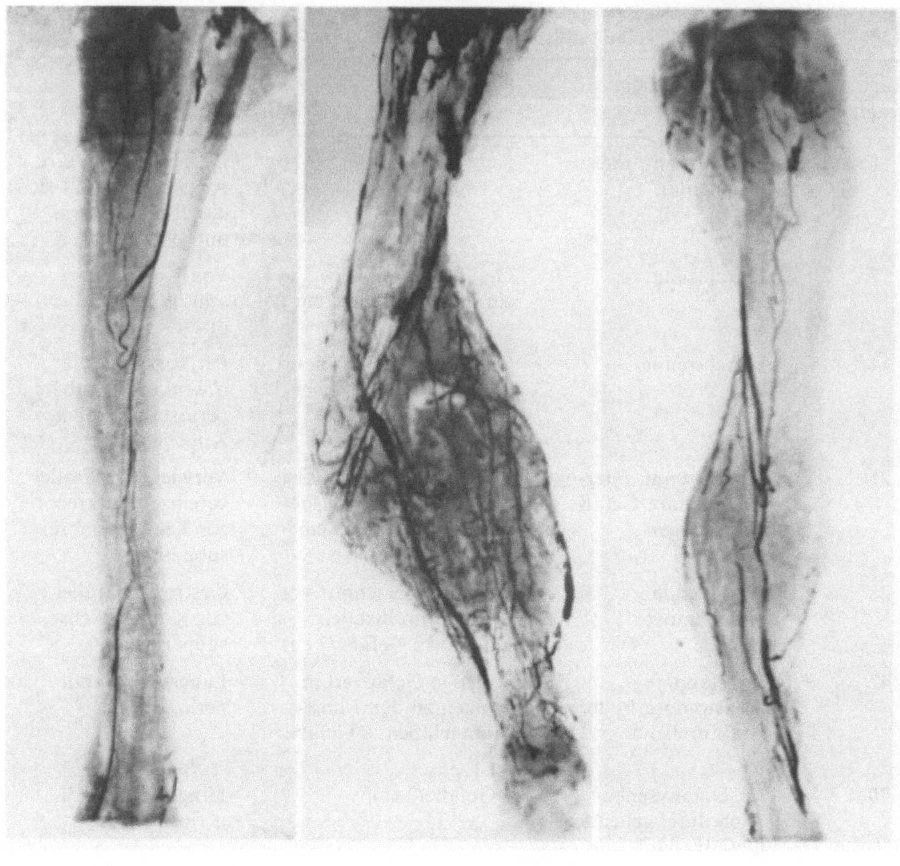

a   b   c

Abb. 43. **a** Normaler Verlauf der A. nutricia nach Kontrastmittelfüllung, Tibia nicht frakturiert. **b** 3 Wochen post fract., A. nutricia durchtrennt, Gefäßversorgung, 14 Kallusgefäße pro 2 cm² Kallusfläche, vorwiegend dorsal und lateral. Keine Unterschiede zwischen Gruppe I und II. **c** 10 Wochen post fract., A. nutricia durchgängig offen, Kallusgefäße gestreckt, keine Unterschiede zwischen beiden Versuchsgruppen

1982). An der Zellmembran erfolgt die Übernahme der Ionen in Vesikel von Lipidstruktur. Die anorganischen Substanzen verlassen als amorphe Salze diese Zellen.

Das amorphe Kalziumphosphat wird unter Mitwirkung der alkalischen Phosphate in Apatit umgewandelt (Fleisch 1966; Münzenberg 1971). Die kristallinen Fraktionen wachsen und verbinden sich mit Kollagenfibrillen. Die Kristallachse ist parallel zu den Kollagenfibrillen gelagert, wodurch Eigenschaften eines Halbleiters entstehen. Sie sitzen in und auf den Kollagenfibrillen (Robinson 1932). – Die anorganische Knochenfraktion ist nicht monomineralisch. Münzenberg (1971) konnte im Knochen neben dem Hauptbestandteil Apatit, der vorwiegend als Mischkristall von Karbonat- und Hydroxylapatit vorliegt, Oktakalziumphosphat, Fluorapatit und Brushit als weitere kristalline Substanzen nachweisen (Münzenberg 1971, 1976). Diese Mineralien unterscheiden sich wesentlich hinsichtlich ihrer Auflösbarkeit.

Bestimmung des Wassergehaltes

Nach der Exartikulation des Unterschenkels (Abtragen des Kallus bzw. Aussägen des mittleren Drittels der nichtfrakturierten Tibiadiaphyse) wurde das Kallus- und Knochenfeuchtgewicht bestimmt. Die Trocknung des Kallus und des Knochens erfolgte 7 Tage bei 22 °C und 70% Luftfeuchtigkeit. Aus der Differenz Feuchtgewicht minus Trockengewicht wurde der Wassergehalt der Kallus- und Knochenproben errechnet. Das Feuchtgewicht des Kallus wurde bei insgesamt 70 Tibiafrakturen bestimmt und auf 1 g Kallus berechnet:

Wassergehalt in 1 g Feuchtknochen der Tibiadiaphyse gemessen an 20 Knochen: $\bar{x}$ 0,315, s 0,082 g.

Der Wassergehalt des Kallus geht während der Frakturheilung signifikant zurück. Nach der Ultraschallbehandlung von Tibiafrakturen konnte keine Veränderung des Wassergehaltes im Kallus errechnet werden.

Bestimmung der alkalischen Phosphatase

Im Jahre 1932 hat Robinson nachgewiesen, daß die alkalische Phosphatase ständig bei der normalen Knochenbildung in Erscheinung tritt. Die alkalische Phosphatase wird in den Präosteoblasten, jungen Osteoblasten und Osteozytoklasten gebildet (Doerr 1974; Földes 1976). Ein erhöhter Spiegel der alkalischen Phosphatase im Serum und im wachsenden Kallus wird während der Frakturheilung durch die gesteigerte Präosteoblasten- und Osteoblastentätigkeit hervorgerufen (Kern et al. 1965; Andersen et al. 1975). Die alkalische Phosphatase ist bereits am 3. Tag im Periost und im Endost nachweisbar. Die Knochenneubildung tritt in den phosphatasereichen Kallusbezirken etwa 24 h später auf, nachdem die Fermentaktivität ihren Höhepunkt überschritten hat. Die Aufgabe der alkalischen Phosphatase bei der Knochenbruchheilung ist die hydrolytische Spaltung der Phosphorsäuremonoester des Blutes in Phosphat (Rapoport 1977; Lechhorn u. Herzog 1977). Dadurch tritt ein örtlicher Anstieg der P-Ionenkonzentration ein. Die alkalische Phosphatase ist sowohl an der Matrixbildung als auch an der Mineralisation beteiligt; die alkalische Phosphatase begünstigt die Verkalkung, indem sie die lokale Konzentration der P-Ionen erhöht und somit die Kalziumionen dorthin drainiert. Im gleichen Maß, wie sich die Osteoblasten in der Knochengrundsubstanz in Osteozyten umbilden, geht ihre Enzymaktivität zurück (Crone-Münzenbrock 1957; Fleisch 1961).

Der lufttrockene Kallus bzw. Knochen wird in 0,9%iger NaCl-Lösung mit Hilfe eines elektrischen Schlagwerkes homogenisiert und danach 24 h im Kühlschrank aufbewahrt; dabei wird die Kalluslösung häufig manuell aufge-

Tabelle 17. Gehalt der alkalischen Phosphatase im Kallus während der Frakturheilung

Tage post fracturam	Versuchsreihe I [nmol/s · g]			Versuchsreihe II [nmol/s · g]			t-Wert
	n	$\bar{x}$	s	n	$\bar{x}$	s	
7	13	50,11	1,6				
14	11	57,13	2,6				
21	16	70,01	5,85	16	301,98	24,05	37,56
28	16	90,01	6,05	17	573,31	53,61	33,84
42	14	123,02	5,43	10	118,78	14,54	1,04
70	9	49,61	3,19	12	59,29	10,50	2,78
126	5	39,91	3,28	5	23,58	12,50	2,93
168	5	18,99	2,14	5	13,14	2,80	4,46

wirbelt. Danach wird die NaCl-Kallus-Lösung zentrifugiert. Der klare Überstand wird zur Bestimmung der alkalischen Phosphatase verarbeitet.

Die alkalische Phosphatase wurde durch kinetische Messung nach der Standardmethode I DAB 7 (D.L.) bestimmt.

Hinsichtlich des Gehalts an alkalischer Phosphatase im Knochen der Tibiadiaphyse gemessen an 24 gesunden Knochen beträgt $\bar{x}$ 11,32 ± 1,78 nmol/s · g.

In der Versuchsreihe II steigt der Gehalt der alkalischen Phosphatase im Kallus bereits am 21. Tag post fracturam signifikant gegenüber dem gleichen Zeitpunkt der Versuchsreihe I an. Er erreicht am 28. Tag den Maximalwert (Tabelle 17).

Am 42. Tag ist die alkalische Phosphatase in beiden Versuchsreihen erhöht. Es besteht jedoch kein signifikanter Unterschied. Der Gehalt an alkalischer Phosphatase im Kallus ist in der Versuchsreihe II am 126. und 168. Tag post fracturam signifikant niedriger als in der Versuchsreihe I. Er erreicht am 168. Tag post fracturam den Normalwert des kompakten Knochens.

pH-Messung

Eine traumatische Gewebsschädigung mit nachfolgender aseptischer Entzündung ist die Voraussetzung für die Knochenneubildung (Crone-Münzenbrock 1957; Küntscher 1962). Es tritt durch den gesteigerten Stoffwechsel eine Verschiebung des Ionenmilieus nach der sauren Seite in der ersten Phase der Knochenbruchheilung ein. Crone-Münzenbrock (1957), Heuwinkel et al. (1980) fanden in den ersten Tagen nach der Fraktursetzung einen pH-Wert im Kallus, der um 0,2 niedriger als der pH-Wert der umgebenden Weichteile und des Knochens war. Nach Einlagerung von anorganischen Stoffen in den Kallus und Ausbildung von Mischkristallen soll ein langsamer pH-Anstieg feststellbar sein. Diese Alkalisierung ist nach Küntscher (1962) die ideale Voraussetzung für eine Aktivitätssteigerung der alkalischen Phosphatase.

Tabelle 18. pH des Kallus während der Frakturheilung

Tage post fracturam	Versuchsreihe I			Versuchsreihe II			t-Wert
	n	$\bar{x}$	s	n	$\bar{x}$	s	
7	10	6,88	0,12				
14	10	6,93	0,17				
21	10	7,11	0,18	10	7,25	0,16	2,09
28	10	7,06	0,15	10	7,20	0,14	2,23
42	10	7,06	0,18	10	7,25	0,13	2,49
70	8	7,03	0,17	9	7,05	0,10	1,06
126	8	7,07	0,16	8	7,11	0,12	0,31
168	9	7,10	0,16	9	7,12	0,11	0,29

Die pH-Messung erfolgte mit der Glaselektrode im pH-Meßgerät, Radiometer, Koppenhagen nach Standardmethode DAB 7 (D.L.). Mit der zur Bestimmung der AP zentrifugierten klaren Kallus-NaCl-Lösung wurde die Astrup-Kapillare gefüllt.

pH der kompakten gesunden Knochen der Tibiadiaphyse gemessen an 40 Knochen: $\bar{x}$ 7,12, s 0,1. Ergebnisse während der Fraktur zeigt Tabelle 18.

Im Kallus der Versuchsreihe II konnten zwischen dem 28. und 42. Tag signifikante pH-Verschiebungen zur alkalischen Seite hin gemessen werden.

Bestimmung von anorganischen Substanzen

Wir führten die Veraschung des Kallus bei 550 °C im Muffelofen 5 Tage lang durch, dergleichen geschah mit dem kompakten Knochen der nichtfrakturierten Tibia.

Folgende Verarbeitungsgänge mit der Knochen- und Kallusasche zur quantitativen Analyse von Na, Mg, P, K, Ca, Cu und Zn fanden statt:
- Pulverisieren des veraschten Kallus bzw. Knochens im Veraschungsgefäß mit Hilfe eines Glasstabes.
- Zusetzen von 2 ml HCl p. a. konzentriert zur Kallusasche bzw. Knochenasche und Erwärmen, bis die Asche total in Lösung aufging.
- Auffüllen des salzsauren Konzentrates auf 10 ml mit Aq. dest. und Bestimmung von Na^+, K^+, Cu^{++} und Zn^{++}.
- Verdünnung von 0,1 ml dieser Lösung mit 20 ml Aq. dest. und Analyse von Ca^{++}, PO_4^{---}, Mg^{++}.

Die Mengen an anorganischen Substanzen wurden in Teilen von mol/l analytisch bestimmt und der Gehalt auf 1 g Trockenkallus bzw. Trockenknochen berechnet.

Natrium, Kalium, Kalzium wurden durch die Flammenphotometrie-Standardmethode DAB 7 (D.L.) mit dem Flammenphotometer Modell III (VEB Carl Zeiss Jena) bestimmt. Die Präzision von Tag zu Tag betrug 2%.

Magnesium, Zink und Kupfer wurden durch die Absorptionsspektrophotometrie, Standardvorschlag 2. AB (D.L.), mit dem Atomsorb (LKB Stockholm) bestimmt. Die Abweichung von Tag zu Tag betrug 4%.

Die quantitative Analyse des Phosphors erfolgte photometrisch nach der Standardmethode DAB 7 (D.L.).

Natriumgehalt im kompakten Knochen der nichtfrakturierten Tibiadiaphyse gemessen an 42 Knochen: $\bar{x}$ 0,224, s 0,037 mmol/g. Meßergebnisse während der Frakturheilung zeigt Tabelle 19.

Der Natriumgehalt im Kallus in der Versuchsreihe II weist bis zum 70. Tag post fracturam keine quantitativen Unterschiede zur Versuchsreihe I auf. Am 126. und 168. Tag ist er jedoch signifikant niedriger.

Magnesiumgehalt im kompakten Knochen der Tibiadiaphyse gemessen an 42 Knochen: $\bar{x}$ 0,143, s 0,22 mmol/g. Meßergebnisse während der Frakturheilung zeigt Tabelle 20.

In der Versuchsreihe II findet sich am 28. Tag ein signifikant niedrigerer und am 42., 70. und 126. Tag ein signifikant höherer Magnesiumgehalt im Kallus als in der Versuchsreihe I. Der Normalwert des Knochens wird in beiden Versuchsreihen am 168. Tag noch nicht erreicht.

Phosphorgehalt im kompakten Knochen der Tibiadiaphyse gemessen an 40 Knochen: $\bar{x}$ 3,57, s 0,29 mmol/g. Meßergebnisse während der Frakturheilung zeigt Tabelle 21.

In der Versuchsreihe II findet sich vom 21. bis zum 126. Tag post fracturam ein signifikant höherer Phosphorwert als in der Versuchsreihe I. Der Phosphorgehalt am 42. Tag gleicht dem Kompaktknochenwert der nichtfrakturierten Tibia.

Kaliumgehalt im kompakten Knochen der Tibiadiaphyse gemessen an 15 Knochen: $\bar{x}$ 28,59, s 0,91 mmol/g. Meßergebnisse während der Frakturheilung zeigt Tabelle 22.

Tabelle 19. Natrium im Kallus während der Frakturheilung

Tage post fracturam	Versuchsreihe I [nmol/g]			Versuchsreihe II [nmol/g]			t-Wert
	n	$\bar{x}$	s	n	$\bar{x}$	s	
7	10	0,06	0,02				
14	10	0,31	0,03				
21	10	0,33	0,02				
28	15	0,25	0,02	10	0,26	0,05	0,21
42	19	0,23	0,02	10	0,23	0,02	0,61
70	10	0,20	0,02	11	0,19	0,02	0,26
126	10	0,29	0,03	10	0,14	0,01	17,01
168	10	0,26	0,02	9	0,10	0,02	16,51

Tabelle 20. Magnesiumgehalt im Kallus während der Frakturheilung

Tage post fracturam	Versuchsreihe I [nmol/g]			Versuchsreihe II [nmol/g]			t-Wert
	n	x̄	s	n	x̄	s	
7	5	0,025	0,018				
14	10	0,079	0,023				
21	10	0,111	0,056	10	0,093	0,010	1,05
28	12	0,063	0,014	12	0,043	0,011	4,04
42	13	0,089	0,027	12	0,106	0,024	2,28
70	12	0,072	0,019	15	0,091	0,070	4,62
126	10	0,075	0,022	13	0,092	0,025	2,28
168	6	0,121	0,017	6	0,123	0,022	0,18

Tabelle 21. Phosphorgehalt im Kallus während der Frakturheilung

Tage post fracturam	Versuchsreihe I [nmol/g]			Versuchsreihe II [nmol/g]			t-Wert
	n	x̄	s	n	x̄	s	
7	10	0,33	0,25				
14	12	0,83	0,12				
21	8	1,68	0,44	8	2,81	0,23	6,44
28	14	1,57	0,11	14	2,51	0,32	10,39
42	15	2,33	0,67	14	3,38	0,52	5,52
70	15	2,06	0,15	15	3,00	0,11	22,39
126	10	2,34	0,38	15	2,61	0,18	3,2
168	8	3,16	0,59	8	3,38	0,24	0,97

Tabelle 22. Kaliumgehalt im Kallus während der Frakturheilung

Tage post fracturam	Versuchsreihe I [μmol/g]			Versuchsreihe II [μmol/g]			t-Wert
	n	x̄	s	n	x̄	s	
7	10	15,61	1,28				
14	10	31,10	1,33				
21	10	30,10	1,42				
28	11	48,57	2,31	10	35,21	3,12	11,23
42	15	46,57	2,31	19	37,34	3,12	9,56
70	15	30,51	1,48	10	38,34	2,34	10,04
126	10	30,11	2,31	15	28,12	2,56	1,92
168	10	30,17	2,51	10	30,19	3,06	0,08

Der Kaliumgehalt im Kallus der Versuchsreihe II liegt am 28. und 42. Tag signifikant unter dem Wert der Versuchsrteihe I. Am 70. Tag ist der Kaliumgehalt in II höher als in I, um dann auf den Normalwert des kompakten Knochens abzusinken.

Kalziumgehalt im kompakten Knochen der Tibiadiaphyse gemessen an 45 Knochen: x̄ 5,43, s 0,26 mmol/g. Meßergebnisse während der Frakturheilung zeigt Tabelle 23.

Der Kalziumgehalt in der Versuchsreihe II ist ab dem 21. Tag signifikant erhöht. Am 21. Tag liegt der Kalziumgehalt 275%, am 28. Tag 135% und am 70. Tag 24,5% über dem Kalziumgehalt der Versuchsreihe I. In der Versuchsreihe II ist am 126. Tag, in der Versuchsreihe I erst am 168. Tag der Wert des Kalziumgehaltes der kompakten Tibiadiaphyse erreicht.

Kupfergehalt im kompakten Knochen der Tibiadiaphyse gemessen an 44 Knochen: x̄ 56,26, s 11,47 mmol/g. Meßergebnisse während der Frakturheilung zeigt Tabelle 24.

Durch die Ultraschallbehandlung wird der Kupferspiegel nicht verändert. Der Kupfergehalt in der Versuchsreihe I steigt bis zum 14. Tag an. Dieser Wert bleibt bis zum 168. Tag konstant und liegt mit 20% unter dem Normalwert des kompakten Knochens.

Zinkgehalt im kompakten Knochen der Tibiadiaphyse gemessen an 43 Knochen: x̄ 3,51, s 0,78 mmol/g. Meßergebnissae während der Frakturheilung zeigt Tabelle 25.

Nach Ultraschallbehandlung von Frakturen tritt eine signifikante Erhöhung des Zinkgehaltes im Kallus bereits am 21. Tag auf. Der signifikant erhöhte Zinkgehalt bleibt bis zum 70. Tag nachweisbar, danach sinkt er auf den Normalgehalt des kompakten Knochens ab.

7.7 Gesamtmineralanalyse

Die quantitative Messung des Gesamtmineralgehaltes ist bei allen Knochenveränderungen, an denen der Mineralstoffwechsel beteiligt ist, eine wertvolle Untersuchungsmethode.

Der Mineralgehalt des Kallus ändert sich im Verlauf der Frakturheilung. Eine Möglichkeit zur quantitativen Bestimmung des Gesamtmineralgehaltes im Kallus und Knochen ist die von Cameron u. Sörenson (1963) inaugurierte Technik.

Wir führten die quantitative Mineralanalyse mit dem vollautomatischen Knochenmineralanalysator „Nordland-Cameron", Modell 178, der Firma Nordland-Instruments (USA) durch.

Dieses transportable Gerät setzt sich aus einem Meß- und einem Computerteil zusammen. Der Meßteil besteht aus einer monoenergetischen ^{125}J-Strahlenquelle, von der eine durch einen Kollimator gebündelte Strahlung

Tabelle 23. Kalziumgehalt während der Frakturheilung

Tage post fracturam	Versuchsreihe I [nmol/g]			Versuchsreihe II [nmol/g]			t-Wert
	n	$\bar{x}$	s	n	$\bar{x}$	s	
7	10	0,38	0,10				
14	10	0,68	0,21				
21	10	0,79	0,22	10	2,98	0,33	17,46
28	12	1,57	0,22	10	4,18	0,23	27,14
42	14	3,37	0,30	15	4,78	0,42	11,03
70	13	3,53	0,47	14	4,80	0,40	9,33
126	10	3,38	0,65	10	5,35	0,36	11,31
168	10	5,58	0,55	10	5,75	0,41	0,91

Tabelle 24. Kupfergehalt im Kallus während der Frakturheilung

Tage post fracturam	Versuchsreihe I [nmol/g]			Versuchsreihe II [nmol/g]			t-Wert
	n	$\bar{x}$	s	n	$\bar{x}$	s	
7	5	25,37	12,55				
14	10	44,39	10,54				
21	11	42,89	15,00	13	43,21	11,36	0,06
28	11	41,79	9,04	13	44,01	17,98	0,40
42	16	50,11	13,61	11	51,63	3,80	0,41
70	11	43,75	7,61	15	46,90	5,70	1,60
126	10	41,60	7,82	15	42,56	8,00	0,40
168	8	42,13	3,00	8	38,72	8,03	0,51

Tabelle 25. Zinkgehalt im Kallus während der Frakturheilung

Tage post fracturam	Versuchsreihe I [µmol/g]			Versuchsreihe II [µmol/g]			t-Wert
	n	$\bar{x}$	s	n	$\bar{x}$	s	
7	10	0,80	0,13				
14	10	1,75	0,27				
21	10	2,40	0,21	10	5,88	0,18	7,81
28	10	2,33	0,20	10	5,95	0,17	46,88
42	14	2,49	0,37	14	5,41	0,26	42,48
70	11	2,67	0,33	11	3,22	0,21	26,62
126	10	3,16	0,21	9	3,25	0,31	0,44
168	8	3,32	0,31	8	3,12	0,41	0,98

ausgeht, und aus einem Szintillationsdetektor in Form eines NaJ-Kristalls. Von den ausgestrahlten Photonen werden in Abhängigkeit vom Mineralgehalt des Kallus Strahlen absorbiert, wodurch die Impulsrate im Detektor entsprechend vermindert wird. Die Szintillationen werden in elektrische Impulse transformiert.

Aus dem Integral der Absorptionskurve wird im Computerteil der Gesamtmineralgehalt in g/cm direkt angegeben. Zusätzlich wird die Knochenbreite gemessen. Entscheidender Vorteil dieses Gerätes ist die direkte Anzeige der Meßwerte (Schuster et al. 1969; Börner et al. 1971; Strüter u. Rassow 1969; Gordes et al. 1975; Banzer et al. 1976; Kleditzsch 1980; Fengler et al. 1981).

Die Messungen und Meßergebnisse sind gut reproduzierbar. Die mittlere Fehlerbreite bei der Bestimmung des Knochenmineralgehaltes und der Knochenbreite wird von Cameron u. Sörenson (1963) mit 2% angegeben. – Um Vergleiche unabhängig von der variablen Knochenbreite anstellen zu können, wird der Quotient (Knochenindex) aus gemessenem Mineralgehalt und Knochendurchmesser in g/cm^2 (Gordes et al. 1975) errechnet:

$$\text{Knochenindex} = \frac{\text{Mineralgehalt g/cm}}{\text{Knochenbreite cm}}$$

Die Bestimmung des Knochenmineralgehaltes und der Messung der Knochenbreite führten wir an 3 verschiedenen Stellen des Kallus, der von allen Weichteilen befreit war, durch:
- am breitesten Kallusdurchmesser,
- 4 mm oberhalb des breitesten Kallusdurchmessers,
- 4 mm unterhalb des breitesten Kallusdurchmessers.

An diesen 3 Meßstrecken erfolgten je 3 Messungen. An der unverletzten Tibia wurden ebenfalls 9 Messungen an 3 Knochenabschnitten durchgeführt:
- Tibiamitte,
- 4 mm distal der Tibiamitte,
- 4 mm proximal der Tibiamitte.

Aus den Meßstrecken wurde der Mittelwert des Mineralgehaltes von Kallus und Knochen errechnet.

Gesamtmineralgehalt der Tibiadiaphyse im mittleren Drittel gemessen an 22 Knochen: x̄ 1,43, s 0,21 g/cm^2. Meßergebnisse während der Frakturheilung zeigt Tabelle 26.

Knochenindex der Tibiadiaphyse gemessen an 22 Knochen: x̄ 0,78, s 0,19 g/cm^2. Meßergebnisse während der Frakturheilung zeigt Tabelle 27.

In der Versuchsreihe II ist am 21., 28., 42. und 70. Tag post fracturam ein signifikant höherer Gesamtmineralgehalt im Kallus nachzuweisen. Am 126. und 168. Tag findet sich der gleiche Gesamtmineralgehalt in beiden Versuchsreihen.

Tabelle 26. Gesamtmineralgehalt des Kallus während der Frakturheilung

Tage post fracturam	Versuchsreihe I [g/cm²]			Versuchsreihe II [g/cm²]			t-Wert
	n	x̄	s	n	x̄	s	
7	10	0,21	0,15				
14	10	0,99	0,17				
21	10	1,20	0,18	10	1,52	0,18	3,32
28	10	1,38	0,12	10	1,92	0,12	8,43
42	10	1,51	0,15	10	1,79	0,11	2,53
70	10	1,66	0,10	10	1,92	0,15	2,88
128	10	1,50	0,15	10	1,51	0,14	0,12
168	10	1,56	0,11	10	1,53	0,13	0,47

Tabelle 27. Knochenindex während der Frakturheilung

Tage post fracturam	Versuchsreihe I [g/cm²]			Versuchsreihe II [g/cm²]			t-Wert
	n	x̄	s	n	x̄	s	
7	10	0,21	0,07				
14	10	0,35	0,06				
21	10	0,52	0,05	10	0,59	0,13	0,42
28	10	0,61	0,06	10	0,92	0,12	3,15
42	10	0,77	0,11	10	1,26	0,12	2,44
70	10	0,75	0,09	10	0,91	0,09	2,51
126	10	0,73	0,10	10	0,76	0,06	0,08
168	10	0,78	0,12	10	0,75	0,09	0,32

7.8 Polychrome Sequenzmarkierung

Intravital verabreichte Fluorochrome erlauben, die zeitlichen Verhältnisse von Wachstum-, Umbau- und Heilungsvorgängen im Kallus und Knochen zu untersuchen.

Die Anwendung von mehreren farblich unterschiedlichen Markierungssubstanzen gibt Auskunft über den zeitlichen Abstand der Knochenbruchheilung. Die Knochenneubildung wird quantitativ erfaßt (Suzuki u. Mathews 1966; Perren u. Allgöwer 1976; Rahn 1976; Meffert u. Kämmerer 1970; Radtke 1975; Stürmer u. Schuchardt 1980; Kleditzsch 1980; Schubert 1981).

Wie autoradiographische Untersuchungen mit Kalzium 45 zeigten, entsprechen die Fluoreszenzsäume den Orten der Kalziumeinlagerung (Harris 1960). Die tatsächliche Markierungsfront betrifft nur den Abschnitt des osteoiden Saums, der eben primär mineralisiert (Czitober 1963). Der Vorgang der Fluorochromeinlagerung verläuft im Ostoid des Periosts, Endosts und Osteons analog (Meffert u. Kämmerer 1970).

Tabelle 28. Polychrome Sequenzmarkierung

Fluorochrom	[%]	Dosis [mg/kg]	Ultraviolettfluoreszenz
Pyrrolidinomethyltetracyclin	2,5	25	Gelb
Alizarinkomplexon	3	30	Rot
Xylenolorgane	9	90	Braunrot
Fluorexon	2	20	Grün

Für die Sequenzmarkierung standen uns die in Tabelle 28 aufgeführten Substanzen zur Verfügung.

Die Herstellung und Verpackung der Sterillösungen erfolgte in der Apotheke der MAD-Sterilabteilung. Es wurden die Fluorochrome in einer 2%igen wäßrigen $NaHCO_3$-Lösung und in 10-ml-Durchstichampullen abgefüllt. Je 1 ml der fertigen Sterillösung enthielt die entsprechende Markierungssubstanz, die je kg Körpergewicht dem Kaninchen injiziert werden mußte.

Wir injizierten subkutan am Tag des Frakturtraumas und alle 7/14 Tage post fracturam eine Markierungssubstanz. Aus dem Frakturabschnitt der Tibia wurden 4 mm starke Kallusknochenscheiben mit einer oszillierenden Säge abgetrennt und in Carnoy-Lösung 24 h fixiert. Die Entwässerung und Entfettung erfolgte in einer aufsteigenden Alkoholreihe und in Xylol. Nach Durchtränkung der Knochenscheiben in einem Gemisch von Methyl- und Butylmethacrylat erfolgte die Einbettung nach dem Verfahren von Wolf u. Pompe (1980), modifiziert durch Schubert (1982). Mit Hilfe des Hartschnittmikrotoms (Modell K, Firma Jung, Heidelberg) und dem Hartschnittmesser HK 1 wurden $8-12~\mu m^2$ dünne Schnittpräparate hergestellt.

Die Schnitte wurden auf mit Gelatine beschichteten Objektträgern aufgezogen und eingebettet. Anschließend erfolgte die Färbung mit Giemsa und Trichrom nach Masson-Goldner.

Die Knochenhartschnittpräparate wurden im Durchlichtverfahren betrachtet und ausgewertet. Die Aufnahmen erfolgten mit der fotografischen Einrichtung „Ergaval" (VEB Carl Zeiss Jena). Die Belichtungszeit betrug 60–120 s. Als Lichtquelle wurde eine Quecksilber-Hochdrucklampe HPO50 verwendet.

Durch die fluoreszenzmikroskopischen Untersuchungen konnte in der Versuchsreihe II eine verstärkte Mineralisation des Kallusgewebes und ein beschleunigter Ablauf der Knochenneubildung nachgewiesen werden. Während am 42. Tag in der Versuchsreihe I ein spongiöser Kallus aus Faserknochen mit schmalen Osteoidsäumen vorlag, fand sich in der Versuchsreihe II überwiegend neugebildeter Lamellenknochen. Hier kam es frühzeitig zur Bildung von Faserknochen, der schnell zu Lamellenknochen umgebildet wurde (Abb. 44).

7.9 Temperaturmessungen

Wir führten die direkte Temperaturmessung im vitalen Kallus, Knochen, Markraum und Rektum mit dem elektrisch registrierenden Thermometer

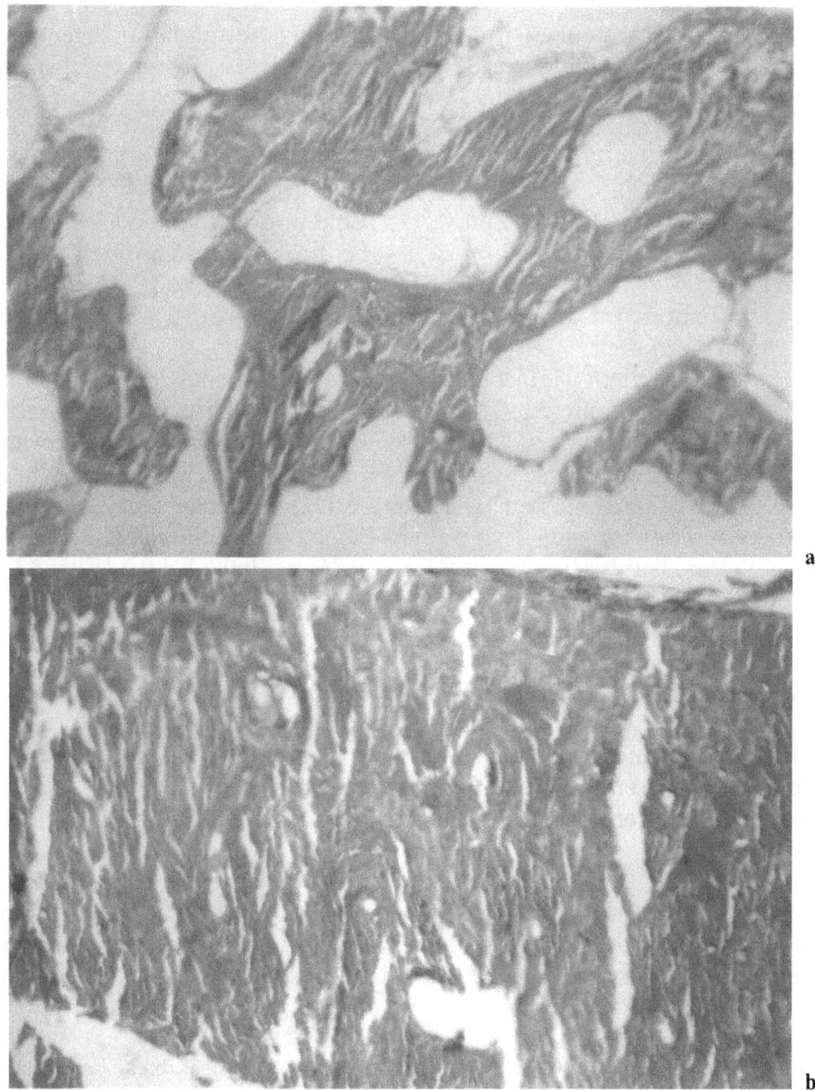

Abb. 44a, b. Trichromfärbung nach Masson-Goldner. **a** Versuchsreihe I, 7 Wochen post fract. Spongiöser Kallus mit schmalen Osteoidsäumen. **b** Versuchsreihe II, 7 Wochen post fract. Neugebildetes, regelrecht mineralisiertes Knochengewebe

Typ Z 8 durch. Das elektrische Universalthermometer (Herstellerfirma: Elektrolaboratoriet Ellab A/S Dänemark) arbeitet nach dem Thermoelementenprinzip und hat eine Anzeigegenauigkeit für die Skala 16–42 °C von ±0,1 °C.

Uns standen die Ellab Standard-Thermoelementenfühler Typ R 7 und Typ R 1 als Rektalfühler sowie Typ K 3 zur Messung der Kallus-, Kompakta- und Markraumtemperaturen zur Verfügung.

Um eine Wärmeüberleitung der Strahlerfläche auf das anliegende Gewebe ausschließen zu können, wurde die Temperaturmessung an der abstrahlenden Fläche durchgeführt. Dabei fanden sich folgende Werte:

Ausgangstemperatur: 18 °C. Bei einer Intensität von 0,2 W/cm² beträgt dieser Wert 17, 16, 16 sowie 16,5 °C nach 2, 4, 6 und 8 min; bei 0,4 W/cm² beträgt er 20, 20,5, 19 und 20 °C; bei 0,7 W/cm² beträgt er 21, 23, 26,5 und 28 °C bei jeweils gleichen Zeitwerten. Eine unmittelbare Wärmeübertragung vom Strahler auf ein Medium ist erst bei größeren Intensitäten geringgradig möglich.

Die Temperatur der gesunden Tibiakompakta bei 10 Tieren wurde folgendermaßen ermittelt:

Nach erfolgtem Hautschnitt über die Streckseite der Tibia im unteren Drittel wird der kompakte Knochen der Tibiadiaphyse schräg angebohrt. Die Spitze des Ellab Standard-Thermoelementenfühlers Typ K 3 wird in den Bohrkanal eingeschoben. Der Fühler wird an das elektrische Universalthermometer Typ Z 8 angeschlossen. Die laterale Unterschenkelstreckseite wurde bei kreisenden Bewegungen des Strahlers beschallt. Bei einer Schallintensität von 0,05 W/cm² beträgt (jeweils in °C) $\bar{x}$ −0,26; s −0,07; bei 0,2 W/cm² $\bar{x}$ +0,49; s +0,22; bei 0,4 W/cm² $\bar{x}$ +0,83; s +0,27; bei 0,7 W/cm² $\bar{x}$ +1,13; s +0,21; bei 1 W/cm² $\bar{x}$ +1,26; s +0,24.

Der Ausgangswert der Kompakttemperatur war 240 s nach Beendigung der Beschallung wieder erreicht.

Es betrugen: die rektale Temperatur bei 184 Tieren 38,4 ± 2,38 °C; die Knochenmarkraumtemperatur bei 48 Tieren 33,55 ± 2,38 °C; die Temperaturdifferenz bei 48 Tieren zwischen Rektum und Markraum 4,83 ± 3,0 °C. Die Temperatdurdifferenzen während der Knochenbruchbehandlung sind in Tabelle 29 enthalten.

Nach der Ultraschallbehandlung ist die Kallustemperatur vom 28. und 42. Tag post fracturam signifikant höher gegenüber dem gleichen Zeitpunkt der Versuchsreihe I. Am 70. und 126. Tag ist die Kallustemperatur in der Versuchsreihe I signifikant höher gegenüber der Versuchsreihe II. Der Temperaturanstieg im Kallus kann Folge des erhöhten lokalen Stoffwechsels sein.

Tabelle 29. Temperaturdifferenzen zwischen Rektum u. Kallus während der Frakturheilung

Tage post fracturam	Versuchsreihe I [°C]			Versuchsreihe II [°C]			t-Wert
	n	$\bar{x}$	s	n	$\bar{x}$	s	
7	13	3,36	0,4				
14	14	2,55	1,0				
21	8	1,91	0,8	10	1,71	0,7	0,607
28	10	3,71	0,7	10	2,81	0,6	2,301
42	10	4,65	0,8	10	3,66	0,56	2,953
70	10	3,41	1,0	11	5,52	0,85	5,223
126	12	5,12	0,9	12	5,31	0,40	2,513
168	10	5,13	0,68	10	5,18	0,51	0,051

7.10 Zusammenfassung der Befunde

Alle Untersuchungen sind immer im Vergleich zu einer Kontrolltiergruppe durchgeführt und auf Signifikanz überprüft worden.

Bei den Röntgenuntersuchungen findet sich eine eindeutig bessere und schneller einsetzende Kallusbildung durch Vibration und speziell durch Ultraschall.

Durch die Festigkeitsprüfung kann bewiesen werden, daß bereits am 70. Tag nach der Fraktur die maximale Bruchlast und Bruchfestigkeit erreicht wird und den Festigkeitswerten einer nichtfrakturierten gesunden Tibia entspricht. Ohne Ultraschalleinwirkung werden diese Werte erst am 126. Tag erreicht.

Histologisch läßt sich ein höherer Reifungsgrad des Kallusgewebes unter Vibration und Ultraschalleinwirkung nachweisen. Im Vergleich zur Kontrolltiergruppe setzt die Lamellenknochenbildung 5 Wochen früher ein. Die Zahl der Osteoblasten ist wesentlich höher, schon am 28. Tag post fracturam zeigen sich ausgerichtete Kollagenfasern mit starker Mineralisation, typische Knochenstrukturen sind am 42. Tag sichtbar.

Die biologische Aktivität im Frakturbereich ist besonders durch die Knochenszintigraphie nachweisbar. Normale Aktivitäten eines nichtgestörten Knochens lassen sich szintigraphisch im Frakturbereich der mit Ultraschall behandelten Frakturen am 168. Tag nachweisen, 5 Wochen früher als in der Kontrollgruppe. Angiographisch lassen sich am 126. Tag post fracturam normale Gefäßverläufe aufzeigen, wobei kein signifikanter Unterschied zwischen den Versuchsgruppen I und II nachweisbar ist.

Die signifikant schneller unter Ultraschall einsetzende pH-Verschiebung zwischen dem 21.–42. Tag zur alkalischen Seite hin ist als Ausdruck einsetzender Heilung zu deuten. Während es keine Unterschiede in den Gruppen I und II bezüglich des Wasser-, Kalium-, Natrium- und Kupfergehaltes gibt, ist der Gehalt an Kalzium und Magnesium in der Gruppe II wesentlich erhöht; das betrifft auch die Erhöhung von alkalischer Phosphatase, Phosphor und Zink als Ausdruck verstärkter Mineralisation.

Die Mineralisation ist ab dem 70. Tag post fracturam in der Gruppe II abgeschlossen. Eine Ausgleichung des Gesamtmineralgehaltes beider Gruppen ist erst am 126. Tag nachweisbar. Diese Aussage kann durch die fluoreszenzmikroskopischen Untersuchungen untermauert werden.

Die Temperaturmessung zeigt einen Anstieg im Frakturbereich bis zu 1 °C als Ausdruck erhöhten Stoffwechsels. Diese Temperatur ist aber in der Gruppe II am 70. Tag signifikant niedriger, was Ausdruck der Stoffwechselnormalisierung ist.

Durch die Impedanzmessung ist in der Gruppe II eine signifikant höhere elektrische Leitfähigkeit im Sinne der Gewebsnormalisierung am Frakturort nachweisbar.

Gerätetechnischer Anhang

Die tierexperimentellen Untersuchungen wie auch die Behandlung unserer Patienten werden mit Geräten durchgeführt, die im Handel erhältlich und in jeder physiotherapeutischen Abteilung oder ärztlichen Praxis tagtäglich im Einsatz sind.

Geräte im Hochfrequenzbereich

Das „TuR" US 6-1 (seine technischen Daten werden – stellvertretend für eine Generation hochfrequenter Therapiegeräte – in Tabelle 30 aufgeführt) ist ein Tischgerät in Einschubbauweise. Die Frontplatte ist übersichtlich und funk-

Tabelle 30. Technische Daten von US 6-1

Netzanschluß:	Über Schukosteckdose
Netzfrequenz:	50 Hz bis 60 Hz
Netzanschlußspannungen:	Wahlweise 127 V oder 220 V
Netzspannungstoleranzen:	$\pm 10\%$
Maximale Stromaufnahme:	1,2 A bei 127 V 0,7 A bei 220 V
Maximale Leistungsaufnahme:	150 VA
Ultraschallfrequenz:	800 kHz $\pm 5\%$
Betriebsarten:	Dauerschall Impulsschall (Sinushalbwelle, Impulsfolgefrequenz 50 Hz)
Strahlende Fläche:	Großer Schallkopf, 6,4 cm^2 Kleiner Schallkopf, 1,4 cm^2
Intensitätsregelung:	Kontinuierlich von 0,05 bis 2 W/cm^2 bei „Dauerschall"; Kontinuierlich von 0,05 bis 0,75 W/cm^2 bei „Impulsschall"
Intensitätsmessung:	Direkte Anzeige in W/cm^2
Koppelanzeige:	Optisch mit automatischer Leistungsabschaltung und Stop der Behandlungsuhr bei „Dauerschall"
Behandlungsuhr:	0 bis 30 min mit automatischer Leistungsabschaltung, akustische Anzeige nach Ablauf der eingestellten Behandlungszeit; Messung der effektiven Behandlungszeit bei „Dauerschall"

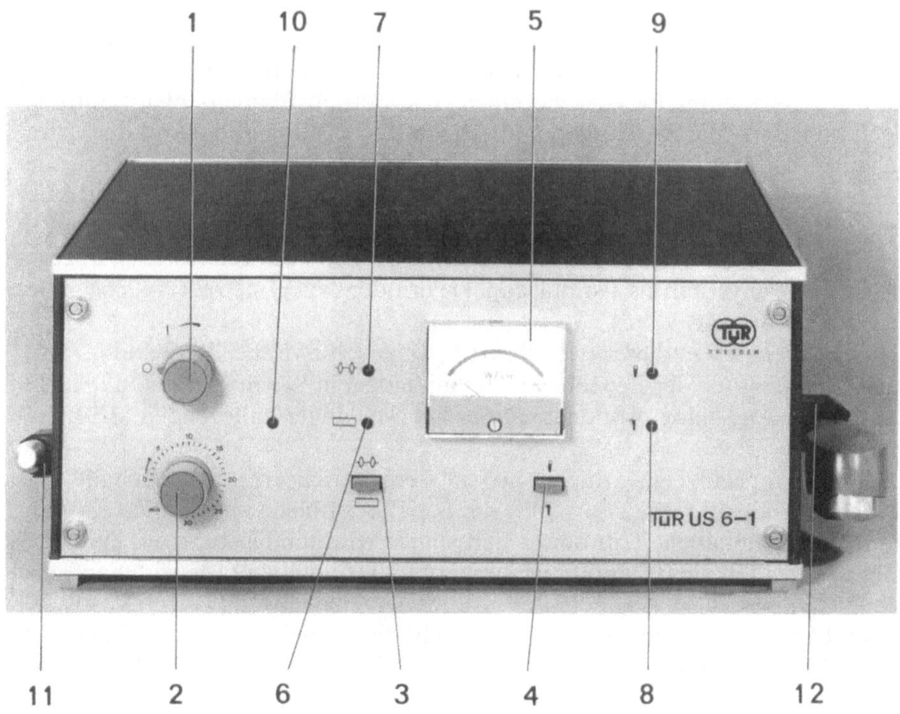

Abb. 45. Vorderansicht des Therapiegerätes US 6-1. *1* Netzschalter, der gleichzeitig zur Intensitätsregelung dient, *2* Behandlungsuhr, *3* Betriebsartwahl, *4* Schallkopfwahl, *5* Intensitätsmesser, *6, 7* Kontrollampen zur Betriebsartanzeige des gewählten Schallkopfs (*8, 9*), *10* Kontrollampe der Ankopplung bei Dauerschall, *11* Halterung für den kleinen, *12* Halterung für den großen Schallkopf

tionell gestaltet (Abb. 45). Die Sicherungshalter befinden sich auf der Rückseite des Gerätes. Dort werden ebenfalls das Netzanschlußkabel und die Anschlußkabel für die Schallköpfe herausgeführt. An den Seiten befinden sich die Halterungen für die Schallköpfe. Sie bestehen aus der Schallkopfkapsel, der metallischen Durchtrittsplatte und dem Haltegriff, in welchem die Anschlußleitung eingeführt ist. Sie sind wasserdicht gebaut und eignen sich deshalb für die Unterwasserbeschallung. Die am Intensitätsmesser angezeigte Ultraschallintensität gilt für Schallabstrahlung in Wasser, dessen akustische Daten weitgehend denen des menschlichen Gewebes äquivalent sind. Jeder Schallkopf enthält einen keramischen Bariumtitanatschwinger, der mit der metallischen Durchtrittsplatte verkittet ist.

Die über die Schallkopfleitungen zugeführte elektrische Hochfrequenzspannung bewirkt infolge des reziproken piezoelektrischen Effektes mechanische Schwingungen gleicher Frequenz, die sich auf die Durchtrittsplatte übertragen und von dieser in das angekoppelte Medium bzw. den Patienten übertragen werden. Diese Schwingungen und damit die abgegebene Ultraschallintensität werden am größten, wenn die Resonanzfrequenz des Schwingers und die der elektrischen Hochfrequenzspannung übereinstimmen. Deshalb muß die Frequenz des Schwingers abgestimmt werden. Die Abstimmung wird im Werk einmalig vorgenommen. Die Betriebsfrequenz bleibt automatisch konstant. Die Regelung der abgegebenen Leistung und damit der Ultraschallintensität erfolgt durch Änderung der Steuergitterspannung der Senderöhre. Das „TuR" US 6-1 kann in 2 Betriebsarten betrieben werden. In der Betriebsart ⊐⊏ wird Dauerschall mit einer Intensität von 0,05 bis 2 W/cm², in der Betriebsart -◇-◇- wird Impulsschall in Form von Sinushalbwellen abgegeben. Das Tastverhältnis (Impulsdauer:Periodendauer) beträgt 1:2 bei einer Periodendauer von 20 ms.

Die Intensität in dieser Betriebsart bewegt sich zwischen 0,05 und 0,75 W/cm². Die Messung der Leistung erfolgt mit einem in W/cm² geeichten μA-Meter, dessen Ausschlag proportional der am Schwinger anliegenden HF-Spannung ist.

Die Koppelanzeige arbeitet nur in der Betriebsart „Dauerschall". Sie spricht an, sobald weniger als 50% der Schallkopffläche akustischen Kontakt zum Patienten haben. Tritt dieser Fall ein, so wird die Leistung auf ein Minimum geschaltet, die Behandlungsuhr stoppt, die Signallampe leuchtet auf. Der Intensitätsmesser ist abgeschaltet. Ist wieder ein einwandfreier akustischer Kontakt zum Patienten hergestellt, verlischt die Signallampe, die vorher eingestellte Leistung ist wieder vorhanden und die Behandlungsuhr läuft weiter ab.

Das Gerät darf nur an Netzsteckdosen mit Schutzkontakt (127 V oder 220 V Wechselspannung, 50–60 Hz) angeschlossen werden. Es ist für eine Netzspannung von 220 V und 50–60 Hz eingestellt.

Nach dem Anschalten des Geräts müssen je nach Stellung der beiden Tastenschalter die entsprechenden Kontrollampen aufleuchten. Nach 5 min ist das Gerät betriebsbereit. Mit dem Tastenschalter 3 wird die gewünschte Betriebsart und mit Tastenschalter 4 der gewünschte Schallkopf eingeschaltet (entsprechende Lampe leuchtet auf). Nach dem Einstellen der Behandlungszeit und der Kopplung des Schallkopfes mit dem Patienten wird durch Rechtsdrehung des Intensitätsreglers die benötigte Intensität festgelegt, die am Intensitätsmesser abzulesen ist.

Die Behandlung wird durchgeführt, bis die Uhr abgelaufen ist, das Signal ertönt und die Leistung abgeschaltet wird.

Das Umschalten von einer Betriebsart in die andere ist unbedingt bei heruntergeregelter Intensität vorzunehmen.

Leuchtet während der Behandlung in der Betriebsart „Dauerschall" die Signallampe für die Kopplungsanzeige auf, muß die Kopplung des Schallkopfes am Patienten so verbessert werden, daß die Signallampe erlischt.

Nach Abschluß der Behandlung schaltet man zweckmäßigerweise das akustische Signal ab, indem man die Behandlungsuhr bis zum Zeitintervall 30/25 min dreht. Der Intensitätsregler wird nach links auf „I" gedreht und der zuvor benutzte Schallkopf in der entsprechenden Halterung abgelegt. Nach Vorbereitung des nächsten Patienten wird die Behandlungsuhr auf die gewünschte Zeit eingestellt, der Schallkopf an den Patienten angekoppelt, die Intensität eingestellt und die Behandlung beginnt von neuem. Zwischen mehreren aufeinanderfolgenden Behandlungen wird das Gerät nicht ausgeschaltet, sondern nur die Intensität zurückgedreht.

Nach Beendigung aller Behandlungen muß der Intensitäts- bzw. Netzschalter so weit nach links gedreht werden, bis das Gerät ausschaltet (Kontrolllampen verlöschen). Es ist zweckmäßig, den Netzstecker aus der Netzschutzkontaktsteckdose zu entfernen.

Schallköpfe und Schallkopfleitungen sind sorgsam zu behandeln. Orts- und Stellungsveränderungen dürfen nicht durch Zug an den Schallköpfen oder an den Schallkopfleitungen vorgenommen werden. Verdrillen oder Knickungen der Schallkopfleitungen sind zu vermeiden.

Die schallabstrahlende Fläche (Durchtrittsplatte) am Schallkopf darf auf keinen Fall beschädigt werden, da sonst die Schalleistung verringert wird. Selbst geringste Beschädigungen verringern die Leistung des Schallkopfes.

Bei Beschallung im Wasserbad ist der Schallkopf leicht einzufetten. Es darf kein Wasser in den Schallkopf eindringen, was infolge einer locker eingeschraubten Schallkapsel geschehen kann. In diesem Fall wird das Wasser durch Herausschrauben der Schallkapsel entfernt. Wird die Schallkapsel wieder festgeschraubt, muß das Gewinde mit Vaseline oder Silikonfett eingefettet werden. – Zur Reinigung und Desinfektion sind Mittel zu verwenden, die Aluminium nicht angreifen. Desinfektion durch Hitze ist nicht statthaft. Zu vermeiden ist, daß Koppel- oder Desinfektionsmittel an die Schallkopfleitung gelangen. – Für die Unterwasserbehandlung ist der kurze Schallkopfhalter gegen den Langstielhalter auszuwechseln.

Nur die exakt durchgeführte Beschallungstechnik sichert den Erfolg! Bei der Beschallung muß zwischen Schallkopf und dem zu behandelnden Körperteil ein Koppel- oder Kontaktmittel (Öl oder Wasser) vorhanden sein. Bereits Luftschichten von weniger als 0,1 mm verhindern den Übergang des Ultraschalls vom Schallkopf zum Patienten. Nach der Handhabung des Schallkopfes während der Beschallung unterscheidet man folgende Methoden:
– Beschallung mit bewegtem Schallkopf (Streichmassage);
– Beschallung mit lokalbewegtem Schallkopf (Schmiermassage);
– Beschallung mit stehendem Schallkopf (stationäre oder statische Beschallung).

Nach Anwendung der Koppel- oder Kontaktmittel werden nachstehende Verfahren unterschieden:

Das Koppel- oder Kontaktverfahren, bei welchem der Schallkopf unter Zwischenkopplung einer Schicht von Paraffin- oder Vasenolöl der Haut unmittelbar aufliegt. Das Koppelmittel wird dabei reichlich auf die zu behandelnde Stelle aufgetragen.

Das Abstandsverfahren, wobei der Schallkopf unter Zwischenschaltung einer stärkeren Koppelschicht, etwa 1–2 cm von der Haut entfernt, wirkt. Die Beschallung muß im Wasserbad erfolgen, wofür je nach dem zu behandelnden Körperteil die große oder kleine Behandlungswanne zu verwenden ist. Diese wird mit entgastem Wasser gefüllt und der zu behandelnde Körperteil eingetaucht. – Das Wasser kann durch Kochen entgast werden. Am Körperteil

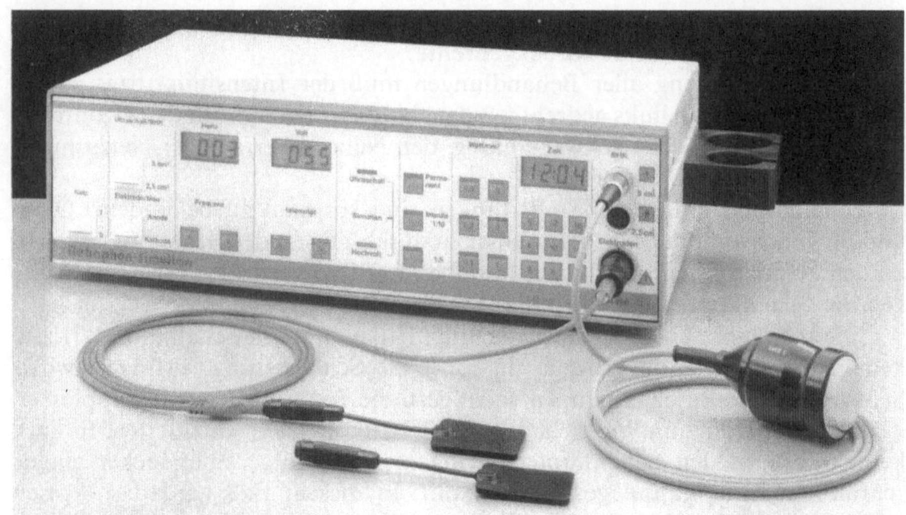

Abb. 46. Beispiel eines Therapiegerätes, mit welchem Ultraschall als Gleichschall oder Impulsschall appliziert werden kann bei gleichzeitiger Anwendungsmöglichkeit von Reizstrom. (Rehaphon M 200, Fa. Dr. Born, Frankfurt/M.)

anhaftende Luftbläschen sind abzustreichen. Die Behandlung wird unter der Wasseroberfläche mit dem am Langstielhalter befestigten großen Schallkopf vorgenommen.

Ein weiteres Gerät, das neben der Anwendung von Gleichschall bzw. Impulsschall auch die Applikation von Reizstrom erlaubt, ist das Rehaphon M 200 der Fa. Dr. Born (Abb. 46).

Geräte im Niederfrequenzbereich

Einziger Hersteller ist die Firma Aqua-Sonic, 7540 Neuenbürg, BRD. Ausschlaggebend für die Behandlung ist die sehr lange Ultraschallwelle. Diese wird in der Stomatologie zur Zahnsteinentfernung benutzt. Eine Schädigung des Gewebes ist ausgeschlossen, es dringt nur ein geringer Teil der Ultraschallenergie in tiefere Schichten; deshalb ist die Anwendung zur Frakturbehandlung speziell dann sinnvoll, wenn gleichzeitig Ulzerationen vorhanden sind und eine bessere Durchblutung angestrebt wird. Ankopplungsfehler entfallen, da die Behandlung in Wannen durchgeführt wird. Bewiesen sind nach Hunderten von Behandlungen folgende Wirkungsmechanismen:
- Verbesserung der Durchblutung (Temperaturanstieg);
- Erhöhung des Sauerstoffangebotes (pO_2-Anstieg);
- Entfernung von Nekrosen und Wundbelägen;
- Liquidation von Keimbesiedlung (Bakterien und Pilze werden durch die Kavitation beseitigt).

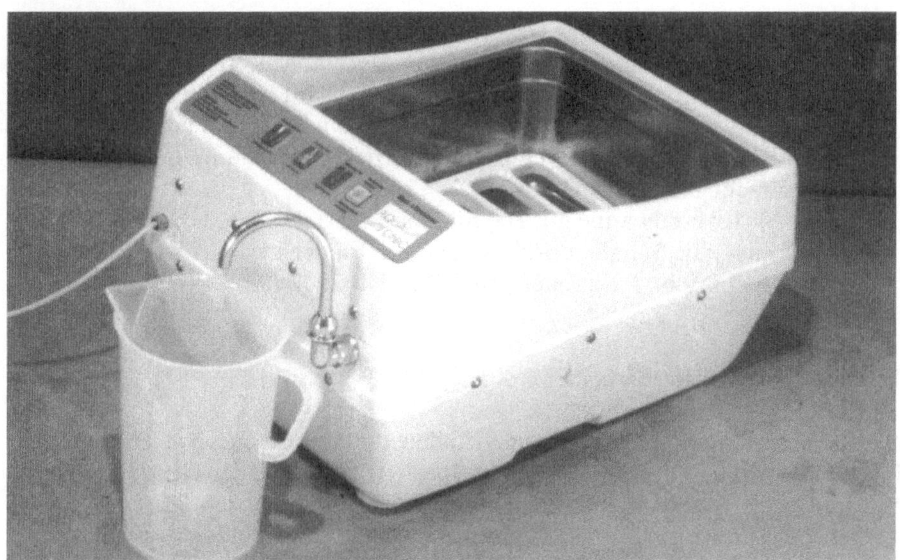

Abb. 47. Niederfrequentes Therapiegerät der Firma Aqua-Sonic, Modell 2002, Fußwanne

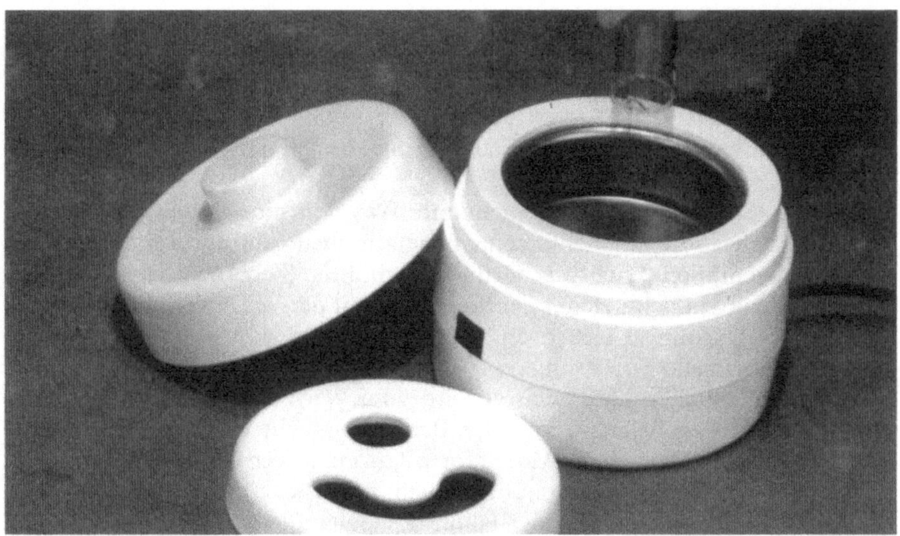

Abb. 48. Niederfrequentes Therapiegerät der Firma Aqua-Sonic, Modell 2001, Handwanne

Geräte:

a) Modell 2002, Fußwanne mit 7 l Fassungsvermögen, Inhalt wird durch Wasserpumpe entfernt. Frequenz 40 kHz, Intensität läßt sich durch Stromregulierung von 0 bis 75 W regulieren. Durch ein Zeitrelais wird das Gerät automatisch abgeschaltet. Netzanschluß 220 V. Bedienungseinschränkungen sind nicht bekannt (Abb. 47).

b) Modell 2001, Handwanne mit 200 ml Fassungsvermögen. Über der Wanne befindet sich eine Schale, durch welche die Finger in das Wasser gesteckt werden. Technische Parameter gleich Modell 2002 (Abb. 48).

Hinweise zur Gerätesicherheit

Der Benutzer sollte aus Sicherheitsgründen die Gebrauchsanweisungen der einzelnen Firmen unbedingt beachten. Spezielle Hinweise der Herstellungsfirmen sind einzuhalten. Für die tägliche Praxis besonders wichtig ist:

- Das Gerät darf nur an eine Schukosteckdose angeschlossen werden, die von einem Elektrofachmann auf zuverlässigen Kontakt des Schutzleiters geprüft wurde.

- Wirkungsweise und Bedienung des Gerätes müssen bekannt sein. Die Anwendung darf nur bei einwandfreier Funktion des Gerätes erfolgen.

- Der Anwender muß über genügende Kenntnisse der Ultraschallanwendung verfügen.

- Bei Störung bzw. Beschädigung des Gerätes oder beim Nichtfunktionieren der Betriebsanzeiger (Kontrolleuchte, Intensitätsanzeige) ist der zuständige Leiter oder das Werk zu verständigen.

- Reparaturen dürfen nur vom Fachpersonal des Herstellerwerkes durchgeführt werden.

- Werden Ultraschallbehandlungen unter Wasser in einer Badewanne mit an die Kanalisation angeschlossenem metallischen Abflußrohr vorgenommen, so empfiehlt sich aus Gründen erhöhter Sicherheit vom Elektroinstallateur den Schutzleiter der Steckdose mit der Wasserleitung und diese mit dem Abflußrohr elektrisch leitend verbinden zu lassen. Dies ist aber keine prinzipielle Forderung.

- Für Beschallungen unter Wasser wird vom Werk ein langstieliger Schallkopfhalter mitgeliefert, damit der Behandler nicht mit den Ultraschallschwingungen, die sich im Wasser fortpflanzen, in Verbindung kommt. Der kurzstielige Schallkopfhalter darf auch in Wasser eingetaucht werden. Wenn sich ein Eintauchen der Hand des Behandlers in das Wasser nicht vermeiden läßt, können Schutzhandschuhe getragen werden.

- In gewissen Abständen ist die Anzeigegenauigkeit des Intensitätsmessers (W/cm^2) mit Hilfe des Ultraschall-Leistungsmeßgerätes (Ultraschallwaage) zu überprüfen.

Literatur

Anderson HC, Russel C, Sagdera SW (1975) Calcification of rachitic rat cartilage in vitro by extracellular matrix vesicles. Am J Pathol 79:237–245

Arnold G, Kokemohr M (1973) Funktionelle Eigenschaften von Röhrenknochen unter axialer Belastung. Z Exp Chir u Chir Forsch 6:68–75

Aro H, Eerola E, Aho AJ (1981) Healing of experimental fractures in the denervated limbs of the rat. Clin Orthop 155:211–216

Baldes EJ, Herrick JF, Stroebel CF (1958) Biologic effects of ultrasound. Am J Phys Med 37:111–117

Banzer D. Klemm T, Schneider U (1976) Der Mineralgehalt des wachsenden Knochens. Dtsch Med Wochenschr 101:1794–1797

Basset A, Pawluk R (1964) Effects of electricity on bone in vivo. Nature 14:652–654

Basset CAL (1965) Electrical effects in bone. Sci Am 18:213–215

Basset CAL, Pawluk RJ (1979) Noninvasive methods for stimulating osteogenesis. J Biomed Mater Res 9:371–374

Basset CAL (1962) Current concepts of bone formation. J Bone Joint Surg [Am] 44:1217–1244

Bauer K, Kinzel L, Wolter D (1974) Untersuchungen zur Knochenbruchheilung unter Einfluß von elektrischem Gleichstrom. Z Orthop 112:402–407

Baumann A, Presch H (1950) Histologische Veränderungen nach Ultraschalleinwirkung auf gesundes Tiergewebe. Strahlentherapie 81:143

Becker DO, Bachmann CH (1965) Bioelectric effects in tissues. In: Letters to the Editor. Clin Orthop 43:251–254

Becker W, Dreyer J, Georgi P (1974) Wert der Szintigraphie bei Frakturen und Pseudarthrosen. Hefte Unfallheilkd 37:242–247

Bessler W (1970) Bedeutung szintigraphischer Untersuchungen nach Frakturen- und Knochenoperationen. Langenbecks Arch Chir 327:146–159

Bethge FJ (1976) Biochemische Beeinflussung der Knochenbruchheilung. Nova Acta Leopoldina 44:145–154

Blietz R (1976) Die biologische Reaktion der Knochen-Cortikalis auf definierte mechanische Spannung als piezoelektrisches Verhalten interpretiert. Nova Acta Leopoldina 44:95–99

Böhme G, Kaltofen S, Petzold D (1981) Entwicklung polarographischer Meßsysteme zur transkutanen extrakorporalen und Gewebs pO_2-Bestimmung. Dtsch Gesundh-Wesen 36:675–680

Börner W, Moll E, Rauli E, Heier G (1971) Ein empfindliches Meßverfahren zur radiologischen Bestimmung der Mineralsalzdichte in Spongiosa und Kompakta der Fingerknochen. Z Orthop 108:503–507

Brandt G (1974) Spurenelementgehalt in Leber, Knochen und Ovar. Z Gerontol 8:28–33

Busnel R, Chauhard RP, Mazone H (1954) Recherches électrophysiologiques sur les conditions d'efficacité des ultra-sons utilisés en thérapeutique. J Radiol 35:847

Buzdanov NV, Kostanko MS, Kuzovlev OP, Mschukaeva V, Rahmillivich LS, Mosipov N (1977) The effect of electrostimulation on the osteogenesis and medullary hemopoesis. Ortop Travmatol Protez 7:31–33

Callies R (1978) Differenzierte Ultraschalltherapie und ihr Einsatz in der Sportmedizin. Med Sport 18:286–291

Callies R, Danz J, Smolenski U (1983) Dosierungsstrategie einer Ultraschalltherapie. Z Physiother 35:259-264

Cameron JR, Sörenson J (1963) Measurement of bone mineral in vivo, an improved method. Science 142:230-232

Carstensen EL, Müller MW, Linke CA (1974) Biological effects of ultrasound. J Biophys Biochem Cytol 2:173-177

Chivers RC (1981) Tissue characterization, Ultrasound. Med Biol 7:1-30

Cieszynski T (1973) Die klinischen Aspekte der bioelektrischen Polarisation. Chirurg 44:559-562

Cieszynski T, Idzikowski A, Goymann V (1982) Biophysikalische Aspekte des Knochenwachstums und der Frakturheilung. Z Orthop 120:527-531

Coakley WT (1978) Biophysical effect of ultrasound at therapeutic intensities. Physiotherapy 64:166-170

Conradi E, Schuldes H, Fritze U, Winterfeld H-J (1983) Zum gegenwärtigen Stand der Therapie mit Impulsultraschall. Z Physiother 35:85-93

Conradi E, Fritze U, Hoffmann B (1983) Untersuchungen zur Verteilung der Wärmeenergie in verschiedenen Gewebsschichten beim Schwein nach Ultraschalltherapie im Gleich- und Impulsbetrieb. Z Physiother 35:271-280

Creutzig H, Gerd KG, Gerdts C, Creutzig A (1977) Vergleichende Untersuchungen mit osteotropen Radionukliden. Dynamik der Anreicherung in normalen und pathologisch veränderten Knochen. Fortschr Röntgenstr 126:258-262

Crone-Münzebrock A (1957) Tierexperimentelle Untersuchungen zur Kallusbildung unter hormonalen Einflüssen mit Berücksichtigung des Verhaltens von Grundsubstanz und Phosphatase. Bruns Beitr Klin Chir 195:1-45, 185-205

Currey JD (1964) Three analogies to explain the mechanical properties of bone. J Biochem 2:1-10

Czitober H (1963) Über eine fluoreszenzmikroskopische Methode zum möglichen Nachweis anaboler Wirkungen am Knochengewebe. Berlin, Anabolika Kolloquium der Fa. Schering KG

Dambe LT (1971) Revaskularisation der Diaphyse langer Röhrenknochen nach Fraktur und Osteosynthese. Med. Dissertation, Universität Saarland

Danz J, Geske G (1977) Zur Frage der Ultraschallreflexion bei Verwendung verschiedener Koppelsubstanzen. Physiother 99:201-207

Danz J, Callies R (1978) Thermometrische Untersuchungen bei unterschiedlichen Ultraschallintensitäten. Z Physiother 30:335-340

Demeter G, Matyas I (1978) Mikroskopisch vergleichend anatomische Studien an Röhrenknochen mit besonderer Berücksichtigung auf die Unterschiede menschlicher und tierischer Knochen. Z Anat 87:45-99

Doerr W (1974) Organpathologie, Band III. Thieme, Stuttgart

Dyson M (1982) Non-thermal cellular effects of ultrasound. Br J Cancer 45:165-171

Eger W (1963) Kalziumnachweis und Mineralisation des Knochengewebes. Verh Dtsch Ges Pathol 47:54-69

Ehler E, Lösche H (1970) Die menschliche Tibia unter Biegebelastung. Beitr Orthop Traumatol 17:291-304

Eitel F, Seiler H, Schweiberer L (1981) Vergleichende morphologische Untersuchungen zur Übertragbarkeit tierexperimenteller Ergebnisse auf den Regenerationsprozeß des menschlichen Röhrenknochens. I. Mitteilung: Untersuchungsmethode. II. Mitteilung: Untersuchungsergebnisse. Z Unfallheilkd 84:250-254, 255-264

Enzler MA, Waelchli-Suter C, Perren SM (1980) Prophylaxe der Pseudarthrose durch magnetische Stimulation. Z Unfallheilkd 83:188-194

Fengler F, Franke J, Runge H, Kramer B (1981) Peripherer Knochenmineralgehalt bestimmt mittels Photonenabsorptionsmessungen an einer Bevölkerungsgruppe des Bezirkes Halle. Beitr Orthop Traumatol 28:408-417

Fleisch H (1961) Neue Gesichtspunkte der Kalkablagerung. Schweiz Med Wochenschr 91:858-861

Fleisch H (1966) Physiologie und Biochemie der Knochenbildung. Klin Wochenschr 11:360–363

Földes J (1976) Die Bedeutung von Phosphatestern in der Knochenbildung. Nova Acta Leopoldina 44:155–158

Friedenberg ZB, Zemsky LM, Pollis RP, Brighton CT (1974) The response of nontraumatized bone to direct current. J Bone Joint Surg [Am] 56:1023

Friedenberg MD, Kohanin M (1968) The effect of direct current on bone. Surg Gynecol Obstet 127:97–102

Franke W-G, Kleditzsch J, Beer L, Woller P, Hellinger J (1982) Knochenszintigraphie zur Verlaufskontrolle der Frakturheilung unter Elektrostimulation – tierexperimentelle Untersuchungen. Nucl Compact 13:142–146

Fritze U (1982) Vergleichende Untersuchungen der thermischen Wirkung bei Applikation von impulsiertem und kontinuierlichem Ultraschall. Med. Dissertation, Universität Berlin

Fukuda E, Yasuda I (1957) On the piezoelectric effect of bone. J Phys Soc Jap 12:1158–1161

Fukuda E, Yasuda I (1964) Piezoelectric effects in collagens. J Appl Phys Japan 3:117–122

Gerlanc M, Haddad D, Hyatt GW, Langloh J, Hilaire PS (1975) Ultrasonic study of normal and fractured bone. Clin Orthop 111:175–180

Gordes W, Kossyk W, Bödefeld P (1975) Versuche zur Kalksalzdichtebestimmung an der osteotomierten und stabilisierten Tibia des Kaninchens. Arch Orthop Unfallchir 81:125–147

Göthmann L (1961) Vascular reactions in experimental fractures. Acta Chir Scand 284:1–34

Haefely E, Kleditzsch J, Güttler P (1982) Möglichkeiten der Beeinflussung der Knochenbruchheilung durch elektrische Ströme. Dtsch Gesundh-Wesen 37:629–633

Harris WH (1960) A microscopic method of determining bone growth. Nature 108:38–43

Heimann D, Keller R, Schlachetzki J (1973) Über das Verhalten der alkalischen Serumphosphatase während Frakturheilung. Monatsschr Unfallheilk 76:168–174

Heuwinkel R, Schneider HM, Störkel S (1980) Der Gewebe-pH als Stimulans desmaler Knochenneubildung. Z Unfallheilkd 83:577–585

Hoffmann H, Müller P, Heiner H, Thieme V (1982) Histologische Untersuchungen zur Frakturheilung nach Druckplattenosteosynthese am Hundeunterkiefer. Stomatol Ogiia [Mosk] 32:567–573

Jäger M, Gördes W (1976) Bruchfestigkeit bei konservativ und operativ behandelten Osteotomien der Kaninchentibia. Z Unfallheilkd 79:193–201

Kern E, Weller S, Loch H, Gruber R (1965) Untersuchungen zum Verhalten der alkalischen Serumphosphatase während der Frakturheilung. Monatsschr Unfallheilkd Vers Med 68:313–315

Kihn J (1956) Sauerstoffdiffusion durch die Haut nach verschiedenen physikalischen Einwirkungen. Arch Phys Ther 8:103

Kirchhoff G, Six H (1979) Digitale Registrierung und rationale Auswertung von Meßdaten der akustischen Emission. Feingerätetechnik 28:163–165

Kleditzsch J (1980) Die Knochenheilung im Tierexperiment unter Einfluß von bipolaren Rechteckimpulsfolgen und Interferenzstrom. Promotion B, Med. Akademie Dresden

Klug W (1983) Tierexperimentelle Untersuchungen über die Wirkung des Ultraschalls auf Knochenbruchheilung, Kallusgewebe und paraklinische Aspekte. Habilitationsschrift, Med Akademie Dresden

Klug W, Knoch H-G (1986) Durch biophysikalische Untersuchungen Quantifizierung der Knochenbruchheilung nach Ultraschallstimulation von distalen Radiusfrakturen. Beitr Orthop Traumatol 33:384–391

Klug W, Knoch H-G (1987) Aktivierung der Knochenbruchheilung durch Ultraschall. Z Physiother 39:91–98

Knoch H-G (1966) Der Einfluß von Nieder- und Hochfrequenzschwingungen – speziell Ultraschall – auf die Kallusbildung. Habilitationsschrift, Med. Akademie Dresden

Knoch H-G (1967) Konservative Behandlungsmöglichkeiten durch Ultraschall bei verzögerter Kallusbildung. Beitr Orthop Traumatol 14:720–726

Knoch H-G (1967) Beiträge zur Wirkungsweise der Ultraschallenergie. Strahlentherapie 134:629–634

Knoch H-G, Dominok GW, Schramm H (1971) Ultraschallfernwirkung auf das Kallusgewebe. Z Exp Chir Chir Forsch 3:248–250

Knoch H-G, Knauth K (1981) Therapie mit Ultraschall, 3. Aufl. VEB Gustav Fischer, Jena

Knoch H-G, Klug W (1988) Schnellere Knochenbruchheilung durch Ultraschall. Der Allgemeinarzt 7:502–511

Knoch H-G (1989) Der niederfrequente Ultraschall – Übersicht. Z Physiother 41 (im Druck)

Koecher W, Kiefler J (1981) Der Einfluß der Sympathektomie auf die Knochendurchblutung. Zentralbl Chir 106:862–872

Kohlrausch W (1955) Reflexionsmassage in Muskulatur und Bindegewebe. Thieme, Stuttgart

Kraus W (1974) Zur Biophysik der Knochenbruch- und Wundbehandlung durch funktionelle elektrische und magnetische Potentiale. Langenbecks Arch Chir 337:625–630

Kraus W (1978) Therapie des Knochens und des Knorpels mit schwacher, langsamschwingender elektromagnetischer Energie. Med Orthop Technik 98:33–43

Küntscher G (1962) Das Kallusproblem. Schattauer, Stuttgart

Kurz W (1981) Verletzung der Epiphysenfuge und Knochenwachstum. Z Exp Chir Chir Forsch 14:98–106

Lechhorn E, Herzog A (1977) Ist die Serum-Aktivität der alkalischen Phosphatase als Hilfsmittel für die HD Diagnose geeignet? Kleintierpraxis 20:145–177

Lehmann J, Delateur B, Warren CG (1967) Healing produced by ultrasound in bone and soft tissue. Arch Phys Med 48:397–401

Lechner F (1976) Klinische Ergebnisse der elektrodynamischen Knochenbruchheilung. Nova Acta Leopoldina 223:127–142

Meffert O, Kämmerer H (1970) Das Fluoreszenzverhalten von Tetracyclindepots in Knochen und Zähnen. Langenbecks Arch Chir 328:254–258

Milachowski K, Moschinski D, Stawinoga B (1981) Das Verhalten der Spurenelemente Kupfer und Zink bei der Knochenbruchheilung des Kaninchens. Z Unfallheilkd 84:168–174

Minta P (1973) Die Rolle des maximalen Achsendrucks in der Fixierung und Heilung der Schaftbrüche der langen Röhrenknochen. Z Exp Chir 6:115–125

Müller Th, Wehner W (1979) Gegenwärtiger Stand der Ultraschallsynthese in der Unfallchirurgie. Beitr Orthop Traumatol 26:570–576

Münzenberg KJ (1971) Die Calzifikation bei der Knochenbildung. Arch Orthop Unfallchir 71:41–54

Münzenberg KJ, Rössler H (1976) Physikalische Veränderungen des Kallusgewebes durch Knochenmineraleinlagerung. Nova Acta Leopoldina 223:257–262

Nödl F (1949) Zur Frage der selektiven Wirkung des Ultraschalls auf die Basaliomzelle. Strahlentherapie 79:289

Otto W (1955) Ultraschalltherapie von Sportverletzungen. Dtsch Gesundheitswesen 10:770

Pauwels F (1972) Eine neue Therapie über den Einfluß mechanischer Reize auf die Differenzierung der Stützgewebe. Z Anat Entwickl-Gesch 121:478–483

Pawluk RJ, Basset CAL (1970) Elektromechanical factors in healing cortical bone defects. Calcif Tissue Int 4:120–121

Perren M, Allgöwer M (1976) Biomechanik der Frakturheilung nach Osteosynthese. Nova Acta Leopoldina 44:61–84

Perren M, Cordey J (1977) Die Gewebsdifferenzierung in der Frakturheilung. Unfallheilkd 80:161–164

Pohl JP, Goymann V (1982) Die elektrochemischen Grundprinzipien des Knochenwachstums und deren Beeinflußbarkeit. Z Orthop 120:439–440

Poljakow WA, Wolkow SM (1972) Die Vereinigung von Knochen mit Hilfe von Ultraschall. Chirurgija 47:10–17

Pospišilova J (1973) Biologische Veränderungen im Granulationsgewebe nach Ultraschallwirkung. Wiss. Z. Humboldt-Universität Berlin 22:382–385

Quasdorf O, Jahn K (1976) Festigkeitsprüfung am Kallus. Nova Acta Leopoldina 223:263–265

Radtke G (1975) Tierexperimentelle Studien über den Einfluß antibiotischer Substanzen, insbesondere der Tetrazykline, auf qualitative Bioparameter der Zahnhartgewebe. Promotion B, Med. Akademie Dresden

Rahn BA (1976) Die polychrome Sequenzmarkierung des Knochens. Nova Acta Leopoldina 44:249–255

Rapoport SM (1977) Medizinische Biochemie 3. Aufl, Verlag Volk und Gesundheit, Berlin

Rautenberg R (1973) Rasterelektronenmikroskopische Untersuchungen des sogenannten Elektrokallus an der Anode und an der Kathode im Tierversuch. Z Orthop 111:620–630

Rhinelander FW (1968) The normal microcirculation of the diaphyseal cortex and its response to fracture. J Bone Joint Surg [Am] A50:748–757

Rhinelander FW (1974) Tibial blood supply in relation to fracture healing. Clin Orthop 105:34–41

Ritter G, Grünert A, Schweikert CH (1973) Experimentelle Untersuchungen über die elastische Druckverformung des Knochenschaftes. Z Orthop 111:791–795

Robinson R (1932) The significance of phosphoric ester in metabolism. New York University Press, New York

Röher O (1961) Die Bedeutung der Frequenz für Ultraschalltherapie. Dtsch Gesundh-Wesen 16:1943–1956

Schellnack K, Regling G, Regling S, Hähnel H, Trenschik K (1979) Elektrophysiologische Grundlagen der Fraktur- und Pseudarthrosenbehandlung durch Elektrostimulation. Beitr Orthop Traumatol 26:473–483

Schenk M, Kolb E (1982) Grundriß der physiologischen Chemie. Gustav Fischer, Jena

Schliephake E (1949) Anwendung von Ultraschall in der Medizin und Anwendung beim Gelenkrheumatismus. Strahlentherapie 79:613

Schneider UA, Steinemann S, Gueng W, Perren SM (1980) Die Belastung des Röhrenknochens mit programmierten dynamischen Kräften durch hydromechanische Implantate. Unfallheilkunde 83:173

Schubert T (1981) Fluoreszensmikroskopische Untersuchungen zum Einfluß von bipolaren Rechteckimpulsfolgen und dem Interferenzstromverhalten, Verfahren auf die Knochenbruchheilung – eine tierexperimentelle Studie. Dissertation, Medizinische Akademie Dresden

Schuster W et al. (1969) Quantitative Mineralsalzbestimmung am kindlichen Skelett. Dtsch Med Wochenschr 94:1983–1987

Schwarze E (1979) Kompendium der Veterinär-Anatomie, 3. Aufl. Bd 1. Gustav Fischer, Jena

Schweiberer L et al. (1973) Revascularisation der Tibia nach konservativer und operativer Frakturbehandlung. Hefte Unfallheilk 119:18–26

Segmüller G, Lech O, Bekier A (1969) Die osteogene Aktivität im Bereich der Pseudarthrose langer Röhrenknochen. Z Orthop 106:599–605

Strüter HD, Rassow J (1969) Über ein Verfahren zur quantitativen Bestimmung des Mineralgehaltes der Knochen mit radioaktiven Isotopen. Fortschr Röntgenstr 110:499–506

Stürmer KM, Schuchardt W (1980) Neue Aspekte der gedeckten Marknagelung und das Aufbohren der Markhöhle im Tierexperiment. Unfallheilkunde 83:341

Suzuki AK, Mathews A (1966) Two color fluorescent labelling of mineralizing tissues with tetracycline and 2,4 bis [N,N′-di-(carbomethyl)aminomethyl]fluorescein. Stain Technol 41:57–63

Trueta J (1974) Blood supply and the rate of healing of tibial fractures. Clin Orthop 105:11–17

Unterspann S, Finck W (1981) Untersuchungen zur Tc^{99m}Markierbarkeit von Derivaten der Aminomethandiphosphonsäure und zu ihrem Einsatz in der nuklearmedizinischen Skelettdiagnostik. Dtsch Gesundh-Wesen 36:2205–2210

Urist MR, Johnson RW (1943) Calcification and ossification. J Bone Joint Surg 25:375–426

Vinz H (1970) Die Änderung der Festigkeitseigenschaften des kompakten Knochengewebes im Laufe der Altersentwicklung. J Morph 115:257–272

Weigert M (1978) Der heutige Stand der Elektrostimulation der Knochenheilung beim Menschen. Z Orthop 116:600–601
Wehner W (1974) Die medizinische Bedeutung des Trennens und Schweißens von Knochen und anderen biologischen Geweben mit Ultraschall. Beitr Orthop Traumatol 21:648–650
Wiedau E, Röher D (1963) Ultraschall in der Medizin. Theodor Steinkopf, Dresden
Wolf E, Pompe B (1980) Rationelle und vereinfachte Kunststoffeinbettung mit Polymethakrylat für unentkalkte Knochenschnitte. Zentralbl Allg Pathol 124:551–556
Zichner L (1982) Vorgang der Kallusbildung unter Elektrostimulation, Z Orthop 120:441–442

T. Stuhler, Nürnberg (Hrsg.)

Fixateur externe – Fixateur interne

Unter Mitarbeit von H. Brebeck

Symposium, Nürnberg,
23./24. Oktober 1987

1989. XIII, 362 S. 162 Abb., 61 Tab.
Geb. DM 158,– ISBN 3-540-50830-9

In diesem Buch werden die verschiedenen Systeme des Fixateur externe und interne für die Wirbelsäule – z. T. von ihren Urhebern selbst – dargestellt. Besonders ausführlich werden die Anwendungsmöglichkeiten des Fixateur externe bei den oberen und unteren Extremitäten, Becken, Hand und Fuß abgehandelt.
Aktuelle Weiterentwicklungen verschiedenster Fixateursysteme werden in den einzelnen Kapiteln besprochen.
Das Buch ist für jeden Unfallchirurgen, der sich mit der Behandlung von Frakturen beschäftigt, eine wichtige Informationsquelle.

Springer-Verlag Berlin
Heidelberg New York London
Paris Tokyo Hong Kong

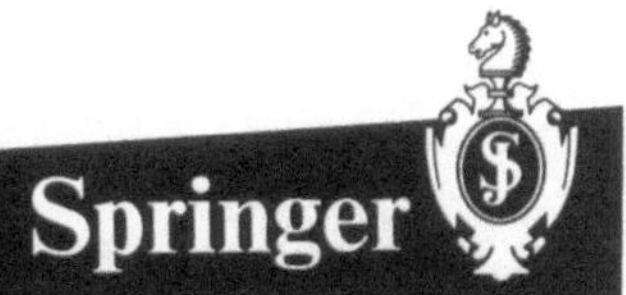